医疗机构医学装备
全生命周期管理操作指南

主　编　陈玉俊

副主编　王　涛　杨　栋　李　萍

编　委　房　坤　童贵显　蒋　静　刘　丹
　　　　刘　宁　王文婷　于　洋　周小强
　　　　吕红伟　吴爱林　沈家桓　孙　挪
　　　　安　丽

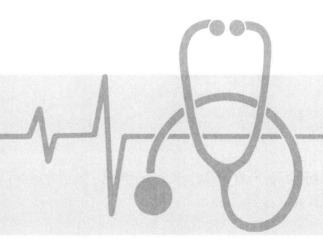

中国科学技术大学出版社

内 容 简 介

本书依托医院医工管理实践专家、招标公司等资源,将医学装备全生命周期划定为采购立项、招标采购、验收与存储、使用管理、维修维保、报废处置、服务评价等节点,并融合组织结构建设和信息化建设等相关内容,深入研究每个环节的操作流程和关键要素。本书旨在帮助医疗机构医工管理人员,熟悉全生命周期的管理要点,实现全生命周期的质量控制,提高使用效率,降低管理成本。本书可作为临床工程方向教材和医疗机构医工管理的工具书。

图书在版编目(CIP)数据

医疗机构医学装备全生命周期管理操作指南/陈玉俊主编 .—合肥:中国科学技术大学出版社,2023.2(2024.12重印)

ISBN 978-7-312-05617-8

Ⅰ.医… Ⅱ.陈… Ⅲ.医疗器械—设备管理—中国—指南 Ⅳ.R197.39-62

中国国家版本馆CIP数据核字(2023)第034236号

医疗机构医学装备全生命周期管理操作指南

YILIAO JIGOU YIXUE ZHUANGBEI QUAN SHENGMING ZHOUQI GUANLI CAOZUO ZHINAN

出版　中国科学技术大学出版社
　　　安徽省合肥市金寨路96号,230026
　　　http://press.ustc.edu.cn
　　　https://zgkxjsdxcbs.tmall.com
印刷　安徽省瑞隆印务有限公司
发行　中国科学技术大学出版社
开本　710 mm×1000 mm　1/16
印张　14
字数　206千
版次　2023年2月第1版
印次　2024年12月第2次印刷
定价　58.00元

序

在公立医院高质量发展大背景下,公立医院的发展需要从规模扩张转向提质增效,运行模式从粗放管理转向精细化管理,资源配置从注重物质要素转向更加注重人才技术要求。医学装备作为医院智慧管理要素之一,是医院医疗工作有序进行的重要物质保障,是医疗技术和医疗安全的重要依托。

全生命周期管理源自生产制造领域,是指从产品需求、规划、设计、生产、经销、运行、使用、维修保养直到报废处置的全过程的管理。它既是一门技术,又是一种制造的理念。本书所指医学装备全生命周期管理也是源自上述理论在医疗设备领域的实际应用实践,从医院视角全面阐述了医学装备在医院精细化管理过程中的每一个环节。

作为一名医院外科医生,医学装备(包括医疗设备和医用耗材)的使用贯穿了其为患者服务的每一个细节,作为一名医院管理者,医学装备的管理工作在医院资源配置中的比重呈日益升高的态势。加强医学装备管理,有效提高医疗设备的使用效率,全面发挥医学装备自身价值,对医院运营发展有着重要的意义。通过采用全生命周期管理模式,能够有效提高医学装备的管理水平,是当前医院医学装备的重要发展方向。

本书从医疗设备概念和医院医学装备三级管理体系构建开始谈起,通过制定立项原则提供院级功能性委员会讨论议题的决策依据,医院各院区采用人财物统一管理的模式,医疗设备及医用耗材的引进工作集中统一归口管理,采用招采分离的职能部门设置,在医学装备全生命周期管理中,医学工程部门重点是立项前技术参数专家评审和招标结果的具体执行,招标采购部门重点是确保过程公开公平公正,有效建立内控风险防范体系。

在医学装备全生命周期管理中,中国科学技术大学附属第一医院(安徽省立医院)的医用耗材SPD管理模式是全国首创并持续引领,通过引入专业的第三方服务团队,真正意义上实现了医用耗材的零资金占用,彻底解决了医院经济核算与绩效管理中医用耗材收支配比难题,解放了临床医护人员在医用耗材管理上的时间,有效破解了医用耗材精细化管理需求与医院医学工程部门现有人力资源不足的矛盾,对这部分有兴趣的读者可以参考阅读由刘同柱编著的《医用耗材SPD管理模式研究》。

医疗设备的全生命周期管理,最能体现全过程的管控特点,从立项原则制定、采购委员会立项、"4+1"形式的技术参数讨论、专业的招标代理机构、预验收和大型设备专家验收、设备投入使用后的质控、不良事件监测、预防性维护维修,直到报废环节的专家评估。强调专业的医学工程师团队全过程参与,落实服务临床担当医学装备管家的角色。本书详细总结和分享了该院医疗设备全生命周期过程的全部管理细节,并在管理过程中持续不断地创新。

医学装备全生命周期管理信息系统是医院智慧管理建设的重要组成部分,自2009年以来通过持续更新迭代,构建并形成由智慧招采管理系统、设备智慧管理系统、医用物资管理系统三个模块组成的"一站式"全生命周期管理平台。

本书是该院在实施医学装备全生命周期管理过程中的实践工作总结,是广大医工同行的参考工具和实操指南,对医院相关部门的管理者也有借鉴作用。由于医学工程是一个需要不断持续创新的医院职能管理部门,在实际工作中,还期望同行能多多交流,不断丰富医学装备全生命周期管理的内涵和外延。

刘连新

2022 年 11 月 1 日

前　言

目前,国内外相关书籍重点从工程技术角度谈医学装备管理,如《医疗设备原理与临床应用》《医疗器械技术评价》《医疗设备维护概论》《临床工程技术评估与评价》,较少从管理学、全生命周期角度谈医学装备管理。目前,医疗机构的医疗设备和医用耗材越来越多,如何精细化、规范化管理,实现最优的成本效益,成为管理的重点工作之一。医学装备管理贯穿医学装备使用的全过程,涉及医院医学工程、医务、感染管理、临床、护理等各个部门的共同协作,是医疗机构管理体系中的重要组成部分。

医学装备全生命周期管理是指将每台医学装备从申请购置、论证采购、安装调试、维修维保直到报废,针对不同时期工作重点实施的标准化管理。全生命周期管理主要体现的是对医学装备管理工作的计划与控制、成本与效益,其目的是提高医院对医学装备的管理工作效率。本书共分10章,主要包括:概论,医学装备管理组织,医学装备配置规划和计划立项,医学装备的招标采购,医学装备的验收、贮存与出入库,医学装备的使用管理,医学装备维修和维保,医学装备报废和处置,多维度服务质量评价,医学装备的信息化管理。

本书融合招标采购、医工管理等多方面医工管理实践,从管理学、经济学、工程学等角度,对医疗机构医学装备全生命周期进行梳理,明确了具体的操作流程和关键要点,旨在帮助医疗机构医工管理人员熟悉全生命周期的管理要点,实现全生命周期的质量控制,提高使用效率,降低管理成本,是一部具有较强实践意义的操作指南。本书适用于临床工程方向学生和医疗机构医工管理人员,可以作为临床工程方向教材和医疗机构医工管理的工具书。

作　者

2022 年 10 月

目　　录

第一章　概　　论

《"健康中国"2030规划纲要》指出,健康是促进人的全面发展的必然要求,是经济社会发展的基础条件。推进健康中国建设,是全面建成小康社会、基本实现社会主义现代化的重要基础,是全面提升中华民族健康素质、实现人民健康与经济社会协调发展的国家战略。在保障人民健康的过程中,医学装备发挥着不可或缺的作用,诊疗服务的安全、有效提供离不开医疗设备及医用耗材等医学装备的应用。

随着人们对医疗卫生需求的不断增加、科学技术的进步和医院现代化建设进程的持续推进,越来越多的先进医学装备被应用到临床。磁共振成像(Magnetic Resonance Imaging,MRI)设备、电子计算机断层扫描(Computed Tomography,CT)设备等大型医疗设备的应用场景已经逐步从大型医疗机构陆续普及到基层卫生机构,植入和介入类等高值医用耗材的使用也越来越广泛,促进了各级医疗机构诊疗水平的提高。作为医院开展诊疗活动的重要物质基础,医学装备的发展拓展了疾病诊疗的深度和广度,也推动了医疗技术的进步和医疗质量的提高。

医学装备管理贯穿医学装备使用的全过程,涉及医院医学工程、医务、感染管理、临床、护理等各个部门的共同协作,是医疗机构管理体系中的重要组成部分。近年来,国家针对医学装备管理出台的政策、医院管理和发展的现实需要和临床持续增加的需求,都对医学装备管理提出了新的、更高的要求,医院的医学装备管理工作面临着巨大的挑战,医学装备管理的内涵也在持续扩大,每个环节对应的职能也在不断细化,越来越多的医疗机构开始提出实行医学装备全生命周期管理的理念。医学装备全生命周期管理是指将每台医学装备从申请购置、论证采购、安装调试、维修维保直到报废,针对不同时期工作重点实施的标准化管理。全生命周期管理主要体现的是对医学装备管理工作的计划与控制、成本与效益,其目的是提高医院对医学装备的管理工作效率。

第一节　医学装备的相关概念及分类

一、医疗器械与医学装备

(一) 医疗器械

1. 医疗器械的概念

根据《医疗器械监督管理条例》(中华人民共和国国务院令第739号),医疗器械是指直接或者间接用于人体的仪器、设备、器具、体外诊断试剂及校准物、材料以及其他类似或者相关的物品,包括所需要的计算机软件。其效用主要通过物理等方式获得,不是通过药理学、免疫学或者代谢的方式获得,或者虽然有这些方式参与但是只起辅助作用。其目的是:① 疾病的诊断、预防、监护、治疗或者缓解;② 损伤的诊断、监护、治疗、缓解或者功能补偿;③ 生理结构或者生理过程的检验、替代、调节或者支持;④ 生命的支持或者维持;⑤ 妊娠控制;⑥ 通过对来自人体的样本进行检查,为医疗或者诊断目的提供信息。

医疗器械主要有四大类别:① 医疗设备及器械类(含使用过程中的易损件);② 医用耗材类,从低值高分子材料到植入体等;③ 体外诊断试剂及其校准物等;④ 软件及信息等其他类别。

2. 医疗器械注册人、备案人

医疗器械注册人、备案人是指取得医疗器械注册证或者办理医疗器械备案的企业或者研制机构。

3. 医疗器械使用单位

医疗器械使用单位是指使用医疗器械为他人提供医疗等技术服务的机构,包括医疗机构、计划生育技术服务机构、血站、单采血浆站、康复辅助器具适配机构等。

(二) 医学装备

根据《医疗卫生机构医学装备管理办法》(卫规财发〔2011〕24号),医学装备是指医疗机构中使用于医疗、教学、科研、预防、保健等工作,具有卫生专业技术特征的仪器设备、器械、耗材和医学信息系统等的总称。

考虑到当前国内医疗机构医学工程部门的职能划分现状,为了使本书更好地结合实际应用需要,成为广大医工同仁可在工作中直接使用的操作指南,本书所提的医学装备指医疗设备和医用耗材(含检验试剂)。

二、医疗设备

(一) 医疗设备的概念

医疗设备是医疗器械的一种,指单独或者组合使用于人体的仪器、设备、器具、材料或者其他物品,也包括所需要的软件,医疗设备是医疗、科研、教学、临床工作必备的最基本要素。

(二) 医疗设备的分类

医疗设备的分类方法众多,目前尚无统一的要求和规定,以下根据常见方法将医疗设备分类。

1. 按照设备风险程度分类

依据《医疗器械监督管理条例》(中华人民共和国国务院令第739号),国家对医疗器械按照风险程度实行分类管理。第一类是风险程度低,实行常规管理可以保证其安全、有效的医疗器械。第二类是具有中度风险,需要严格控制管理以保证其安全、有效的医疗器械。第三类是具有较高风险,需要采取特别措施严格控制管理以保证其安全、有效的医疗器械。

2. 按照设备的功能属性分类

通常将用于X线诊断、超声、生化检验等设备归为诊断设备;将用于手术治疗、放射治疗、核医学治疗等功能的设备划归为治疗设备;将用于血液冷藏、中心吸引、中心供氧、高温高压消毒、医用数据处理等功能的设备归为辅助设备。

3. 按照设备应用范畴分类

可以分为医学测量设备、医学信息传递和处理设备、医学图像显示设备、生物刺激与治疗设备,以及功能辅助和修复设备等。

4. 按照科室配置分类

可以分为影像诊断设备、急救抢救设备、心肺功能设备、呼吸治疗设备、妇科与妇产科设备、生化检验设备等。

三、医用耗材

(一)医用耗材概念

国家卫生健康委印发的《关于印发医疗机构医用耗材管理办法(试行)的通知》(国卫医发〔2019〕43号)对医用耗材给出了明确的定义。医用耗材,是指经药品监督管理部门批准的使用次数有限的消耗性医疗器械,包括在临床诊疗过程中使用的一次性卫生材料、专科性材料和人体植入物等。医用耗材品种繁多,使用量大,覆盖面广,是医院开展医疗工作不可缺少的消耗性物资,是开展临床诊疗、临床教学和医学科研等工作的物质基础。

(二)医用耗材分类

医用耗材品类繁多,分类标准也不尽相同,目前尚未形成统一的管理分类。以下从风险、价值、用途等方面进行分类。

1. 按照风险程度分类

参照《医疗器械监督管理条例》(中华人民共和国国务院令第739

号)对医疗器械的分类,医用耗材按照风险程度可分为以下三类:

第一类是风险程度低,实行常规管理可以保证其安全、有效的医用耗材。

第二类是具有中度风险,需要严格控制管理以保证其安全、有效的医用耗材。

第三类是具有较高风险,需要采取特别措施严格控制管理以保证其安全、有效的医用耗材。

2. 按照医用耗材价值分类

低值医用耗材:单价相对较低、需求量较大、使用科室多,一般是医院大多科室通用的耗材,如输液器、注射器等。

高值医用耗材:单价相对较高、限于某些专科使用安全性和生产使用要求较高的专用耗材,如介入导管、过滤器、定制类材料等。高值耗材虽然使用量较低值耗材小,但是单品价格较高。医疗机构常用的高值医用耗材如表1.1所示。

表 1.1 主要高值医用耗材

类别	举例品目
① 介入类	导丝、导管、支架、球囊等
② 神经外科类	颅内填充物/植入物等
③ 电生理类	消融导管、标测导管等
④ 起搏器和体外循环类	起搏导管、除颤器、人工心肺辅助材料、透析管路、分离器等
⑤ 眼科类	眼内填充物、晶体等
⑥ 骨科类	人工关节,修补和固定材料等
⑦ 口腔科类	用于口腔充填、牙种植、颌面创伤修复、根管治疗等的治疗材料
⑧ 其他	人工瓣膜、高分子材料等

3. 按照医用耗材用途分类

根据医用耗材在临床医疗活动中用途的不同,可将医用耗材分为如表1.2所示的七大类。

表1.2　医用耗材按不同用途的分类

类别	举例品目
① 注射穿刺类及高分子材料	一次性使用无菌注射器、一次性使用静脉输液针、一次性使用无菌导尿包、中心静脉导管等
② 医用卫生材料及敷料	纱布绷带、医用胶带、医用脱脂棉球、一次性使用医用治疗巾、医用手套、医用橡皮膏等
③ 手术室部分常用医疗器械	一次性使用麻醉包、一次性镇痛泵、气管导管、医用可吸收性缝合线、缝合器、心电电极贴等
④ 医用X射线附属设备及部件	医用X光胶片、医用X光胶片冲洗套药、高压注射器针筒等
⑤ 透析器透析管路	普通透析器、血滤器、血液灌流器、CRRT管路、内瘘穿刺针、安全细菌过滤器等
⑥ 人工晶体	各类软、硬晶体等
⑦ 其他	各临床科室专用的导管、导丝、支架等耗材

第二节　医学装备全生命周期管理概述

一、医学装备管理

（一）医学装备管理的概念

医学装备管理是应用现代设备管理的理论、技术与方法,结合医学装备特点,根据法规制度、程序与标准,对医学装备全生命周期的各环节进行质量、安全、效益与资产管理以及技术服务与监督。医学装备管理水平的高低直接影响到医院的医疗质量与安全、经济效益和建设与发展。

（二）医学装备管理的内容

医学装备管理是对装备全过程的管理,主要是技术管理和经济管理。技术管理主要包括医学装备的申请、论证、计划、采购、安装、培训、验收、使用、保养、检修、质控、报废、处置等;经济管理主要包括医学装备的资金来源、经费预算、运行成本、维修费用、固定资产、效益分析等。因此,医学装备既是技术工作,又是经济工作。它是技术和经济的结合,其内容既覆盖自然科学领域,又涵盖社会科学领域,是既介于技术与经济之间的技术科学,又介于经济与技术之间的经济科学。

医学装备每个管理环节下又有更加细化的管理流程。例如,采购管理的基本流程是:按照采购计划确定采购要求、进行市场调查、寻找产品与供应商、集中采购、签订合同、下达采购订单、订单跟踪管理、收货、付款、资料归档、供应商绩效评估等。

1. 医疗设备管理

在工作实践中,医疗设备管理实际上存在两种运动状态。一是价值运动状态,包括设备配置规划、购置申报、计划论证、资金预算、立项决策、参数论证、招标采购、运行维护、资产管理、成本效益分析、临床疗效评价,管理内容一般为经济管理,目的是充分利用医院有限资源实现高质量可持续发展。二是物质运动状态,包括安装、调试、验收、使用、维修、预防性维护、质量检测、计量校准直至报废的整个生命周期,管理内容一般为技术管理,目的是保证设备使用的安全性和有效性,医疗设备管理是经济与技术手段相结合的有机统一体。

在管理理念上,医疗设备管理已经从早期以资产管理为主发展到"质量与安全为核心"的管理模式,从局限于医疗设备本身发展到"人因工程"理论的应用,包括使用人员、使用对象及其使用环境的全方位管理,逐步形成面向服务于医技和临床检查治疗过程的医疗器械使用质量与安全评价技术体系。

从管理的内容上,医疗设备管理具体可分为以下几个方面:

(1)制度管理。包括组织架构和职能、规章制度和操作规程,在管理过程中做到根据管理要求持续进行修订。

(2)流程管理。包括申报、调研、立项决策、参数论证、招标采购、合同签订、验收入库、资产清查和报废处置,整个过程贯穿一系列的法律法规要求。

(3)技术管理。从设备到货安装、调试验收、使用操作培训,安全性能检测、计量校准,预防性维护、维修,不良事件监测和报告及报废技术鉴定等整个生命周期过程管理,在整个使用生命周期中确保医疗设备的质量与安全是技术管理的重要内容,临床使用的质量与安全不仅是设备本身,还涉及设备的临床使用人员、使用环境等因素。

（4）信息化管理。这是医疗设备规范化管理的重要手段,是质量与安全客观性评价的基础,随着工业互联网应用的深入,关注医疗设备为患者检查与治疗输出结果的同时,进一步关注设备工作状态及其预警数据等。

2. 医用耗材管理

根据《关于印发医疗机构医用耗材管理办法（试行）的通知》（国卫医发〔2019〕43号）给出的定义,医用耗材管理是指医疗机构以病人为中心,以医学科学为基础,对医用耗材的采购、存储、使用、追溯、监测、评价、监督等全过程进行有效组织实施与管理,以促进临床科学、合理使用医用耗材的专业技术服务和相关的医用耗材管理工作,是医疗管理工作的重要组成部分。

从管理的内容上看,医用耗材可分为以下几个方面：

（1）政策管理。随着医用耗材零加成政策及DRG在医院的落地实施,医用耗材逐渐成为医院的主要成本负担之一。在这种形势下,不管是医保方还是医院方,都要强化医用耗材管理,最终实现患者负担有减轻、医保基金有结余、医院账户有盈余、医生价值有体现的目标,这是医院管理者关注的重点。

（2）流程管理。随着医疗技术和信息技术的不断发展,医用耗材在临床中的应用增多,近年来,从我国各地医院对医用耗材实际管理情况来看,在很多环节仍存在一定的改善空间,为保证医用耗材在临床中的安全、有效应用,真正降低患者就医成本、节约医院开支,医用耗材的管理迫切需要从粗放型向精细化管理转变。

（3）使用管理。医院对于各种医用耗材有效应用可以提高诊疗工作质量,更好地帮助患者改善其生命质量,使其摆脱疾病的困扰,对医疗卫生服务工作有很深的意义。同时,当前也存在很多医用耗材不合理使用的现象,造成医院和患者负担的增加。因此,医用耗材的使用管理也是其重要的管理内容。

二、医学装备全生命周期管理

医学装备管理工作是一个系统工程,贯穿医学装备全生命周期的每一个过程,如何管理好这些医学装备,充分发挥医学装备应有的效能,并确保其在使用中的质量与安全,是目前人们普遍关注的问题。随着现代医院的快速发展,急需一个可靠的、规范化的医学装备全生命周期质量与安全管理体系,来保障医院的正常运行和发展。

(一) 医学装备全生命周期管理的概念

医学装备的全生命周期管理的概念源自"产品全生命周期管理"。产品全生命周期管理,简称 PLM(Product Lifecycle Management),是指以人们对产品的需求为起点,到产品淘汰报废为终点的过程管理。医学装备全生命周期管理是通过任务细化、标准量化、流程优化、工作协同化、关键控制点模块化等手段,对医学装备计划、采购、验收、使用、评价、质控、维修、报废等全过程进行的精细化管理。

本书结合医院管理实际,对医疗设备和医用耗材全生命周期管理进行如下定义:

(1) 医疗设备全生命周期管理,即以医疗设备的临床需求、立项评估、技术参数论证、招标采购、安装验收、日常维护保养、不良事件跟踪、维修和报废作为医疗设备全生命周期中的各个阶段,通过信息化手段和唯一性标识,为医疗设备建立固定资产档案,实时监测医疗设备状态和效益,为医院精细化管理提供翔实可靠的数据保障。

(2) 医用耗材全生命周期管理。与医疗设备相比,医用耗材的全生命周期管理路径具有一定的差异,对于一次性使用耗材(检验试剂)、可重复消毒使用(有限使用次数)的耗材、植入性耗材等在使用中还存在消毒、不良事件监测、医疗废弃物处理等环节。

（二）医学装备全生命周期管理的特点

1. 质量安全可靠

医学装备的使用效果直接关系到患者的疾病诊疗安全,因而医学装备的质量可靠性和安全有效性是医学装备管理的首位目标。安全性要求也是医学装备管理区别于其他领域装备管理的主要特点之一,医学装备的管理与技术保障要以安全性为核心、以有效性为主线,依据医学装备风险程度级别建立医学装备质量保证体系。

2. 全流程覆盖

医学装备全生命周期管理强调的是全生命周期,要求覆盖到其管理的全流程、各环节,最终要形成闭环管理,这是其本质特征。同时,各管理环节之间还有要联动、涉及的管理岗位要协同,这样才能实现全生命周期的管理实效。

3. 成本效益好

站在医院运营的角度,医学装备全生命周期管理的另一个特点就是在质量安全、管理高效的基础和前提下要实现成本效益的最优,在医院运营成本和压力与日俱增的背景下,全生命周期管理通过向管理要效益,可以在一定程度上降低医院的负担。

第三节　医学装备管理的政策要求

医学装备规范和高效管理离不开政策的支撑。近年来,随着国家医疗体制改革的不断深化,各级政府对医学装备管理政策重视程度也显著提高,对于医学装备全流程管理制定了细致、明确的监管要求。主要包括以下几类:

一、国家发布的医学装备管理相关政策文件

针对医学装备管理,近些年国家陆续发布了《医疗卫生机构医学装

备管理办法》(卫规财发〔2011〕24号)、《关于印发治理高值医用耗材改革方案的通知》(国办发〔2019〕37号)、《医疗机构医用耗材管理办法(试行)》(国卫医发〔2019〕43号)、《医疗器械临床使用管理办法》(国家卫生健康委员会令第8号)、《关于开展国家组织高值医用耗材集中带量采购和使用的指导意见》(医保发〔2021〕31号)、《医疗器械监督管理条例》(国务院令第739号)等政策文件。以下简要介绍国家的几个主要的医学装备管理政策文件。

(1)《医疗卫生机构医学装备管理办法》(卫规财发〔2011〕24号),2011年由卫生部印发的关于规范和加强医疗卫生机构医学装备、合理配置等的管理办法。从机构职责、计划采购、使用管理、处置管理、监督管理5个部分对医疗机构管理医学装备进行了要求。

(2)《医疗机构医用耗材管理办法(试行)》(国卫医发〔2019〕43号),2019年9月1日起施行,从机构管理,遴选与采购,验收、储存,申领、发放与临床使用,监测与评价,信息化建设,监督管理等部分对医疗机构的医用耗材管理进行规定,是当前医用耗材管理最重要的参考依据。

(3)《医疗器械临床使用管理办法》(中华人民共和国国家卫生健康委员会令第8号),2021年3月1日起施行,是国家对于各级各类医疗机构医疗器械临床使用环节专门制定的部门规章,其目的主要是为了保障医疗器械临床使用安全、有效。

(4)《医疗器械监督管理条例》(中华人民共和国国务院令第739号),2021年6月1日起施行,从医疗器械产品注册与备案,医疗器械生产,医疗器械经营与使用,不良事件的处理与医疗器械的召回,监督检查,法律责任等部分对医疗器械的监督管理进行要求。

(5)《关于开展国家组织高值医用耗材带量采购和使用的指导意见》(医保发〔2021〕31号),2021年4月由国家医疗保障局等八部门发布,要求所有公立医疗机构(含军队医疗机构)均应按规定参加高值医用耗材集中带量采购,重点将部分临床用量较大、采购金额较高、临床使用较成熟、市场竞争比较充分、同质化水平较高的高值医用耗材纳入采购范围,并根据市场销售情况、临床使用需求以及医疗技术进步等因素,确定入围标准。

（6）《国务院办公厅关于加强三级公立医院绩效考核工作的意见》（国办发〔2019〕4号），2019年1月30日发布，考核大型医用设备维修保养及质量控制管理，要求引导医院关注医用设备的维修保养和质量控制，配置合适维修人员和维修检测设备。

（7）《三级医院评审标准》（2020年版），在医院管理部分中专门设置了医学装备管理板块，对医学装备管理组织架构、分析评价、安全控制与风险管理、人员培训、制度与规范、不良事件管理等部分均提出了明确要求。

（8）《中共中央国务院关于深化医疗保障制度改革的意见》，2020年2月25日印发实施。对于医疗设备，要求完善区域公立医院医疗设备配置管理，引导合理配置，严控超常超量配备。对于医用耗材，要求坚持招采合一、量价挂钩，全面实行医用耗材集中带量采购；建立以市场为主导的医用耗材价格形成机制，建立全国交易价格信息共享机制，治理高值医用耗材价格虚高的问题。

（9）《医院智慧管理分级评估标准体系（试行）》。2021年3月15日，国家卫健委发布了《国家卫生健康委办公厅关于印发医院智慧管理分级评估标准体系（试行）的通知》，其中对设备论证、采购、合同、验收过程记录与管理，设备保障与运行维护记录，设备计量、质控管理，设备投入产出与使用效益分析，耗材遴选与购置过程管理等提出了明确的要求。

二、地方发布的医学装备管理相关政策文件

除了国家层面的政策指导，大多数省市结合地方实际情况和管理需求，发布了医学装备使用监督管理、集中采购、"两票制"等方面的各类政策文件。

（1）医疗器械使用监督管理相关政策。如安徽省2021年发布的《安徽省药品和医疗器械使用监督管理办法》（安徽省人民政府令第309号），2022年3月1日施行，对医疗器械从采购、收货、验收，到贮存、养护、维护，再到调剂、使用全程进行了规定。

（2）医用耗材集中采购相关政策。如安徽省2015年发布的《安徽省公立医疗机构药品耗材带量采购指导意见》(皖卫药〔2015〕7号），明确原则上以市为单位，由市级综合医院牵头组建采购联合体，省属医院单独组建采购联合体，全省组建"16＋1"个采购联合体开展药品耗材带量采购。又如，2019年，江苏省医疗保障局关于印发《江苏省公立医疗机构部分高值医用耗材组团联盟集中采购方案》的通知（苏医保发〔2019〕60号），按照"政府组织、联盟采购、平台操作、结果共享"的方式，由省内部分三级公立医疗机构组成高值医用耗材阳光采购联盟，代表联盟成员单位开展组团联盟集中采购。

（3）医用耗材"两票制"采购相关政策。如2017年海南省发布的《海南省公立医疗机构药品、高值医用耗材采购"两票制"实施细则（试行）》，对全省公立医疗机构的高值医用耗材实行"两票制"采购。又如，2017年，安徽省发布的《安徽省公立医疗机构医用耗材采购"两票制"实施意见（试行）》文件，要求在二级以上公立医疗机构的十大类高值医用耗材中实行"两票制"管理，即由医疗器械生产企业到经营企业开具一次发票，经营企业到医疗机构开具一次发票。又如，2017年，陕西省深化医药卫生体制改革领导小组办公室等8个厅局发布《关于在全省公立医疗机构实行药品和医用耗材"两票制"的通知》(陕医改办发〔2017〕4号），在全省城市公立医疗机构的13大类的高值医用耗材采购中实行"两票制"。

（4）医用耗材"零加成"相关政策。如2016年安徽省物价局、卫计委等3部门联合发布的《关于取消医用耗材加成调整医疗服务价格的通知》，决定取消省属公立医疗机构可单独收取医用耗材费用的差率和差额加成政策，医用耗材按实际进价销售。又如，2019年，陕西省医保局牵头联合发布的《关于我省公立医疗机构取消医用耗材加成同步调整医疗服务项目价格的通知》(陕医保发〔2019〕30号），在全省范围内取消了公立医疗机构的耗材加成。

（5）省际采购联盟相关政策。基于医用耗材省际联合采购发布的政策，涉及的采购联盟包括2020年7月开始的重庆牵头的"四省市"联盟（重庆、贵州、云南、河南），2020年12月开始的广东牵头的"七省区"联盟

（广东、江西、河南、广西、陕西、青海、宁夏），2021年3月开始的京津冀"3＋N"联盟（北京、天津、河北、新疆、新疆建设兵团），2021年5月河南牵头的"十二省区市"联盟（河南、山西、江西、湖北、重庆、贵州、云南、广西、宁夏、青海、湖南、湖北）等。

（6）医疗设备集采相关政策。如2014年安徽省发布的《关于安徽省公立医疗机构医用设备实行集中采购的指导意见》（皖医改〔2014〕2号），要求自2014年4月1日起，对全省公立医疗机构医用设备实行集中采购。

第二章　医学装备管理组织

第一节　医学装备的三级管理体系

按照《医疗卫生机构医学装备管理办法》及《三级综合医院评审标准细则》中关于建立医学装备管理部门的基本要求,医院应根据"统一领导、归口管理、分级负责、责权一致"的原则,建立由院领导、医学装备管理部门和使用部门组成的三级管理制度,成立医学装备委员会并履行相关职责。医学装备三级管理的组成部分以及职责介绍如下。

一、机构领导

成立医学装备管理委员会,在院长领导下开展工作,负责全院医学装备建设规划、年度装备购置计划的制订和采购、使用、报废等管理工作。

二、医学装备管理部门

二级及以上医疗机构和县级及以上其他卫生机构应当设置专门的医学装备管理部门,由主管领导直接负责,并依据机构规模、管理任务配备数量适宜的专业技术人员。规模小、不宜设置专门医学装备管理部门的机构,应当配备专人管理。医学装备管理部门的主要职责如下:

（1）根据国家有关规定,建立完善本机构医学装备管理工作制度并监督执行。

（2）负责医学装备发展规划和年度计划的组织、制定、实施等工作。

（3）负责医学装备购置、验收、质控、维护、修理、应用分析和处置等全程管理。

（4）保障医学装备正常使用。

（5）收集相关政策法规和医学装备信息，提供决策参考依据。

（6）组织本机构医学装备管理相关人员专业培训。

（7）完成卫生行政部门和机构领导交办的其他工作。

三、医学装备使用部门

医学装备使用部门应该实行科主任（或护士长）负责制，设专职或兼职管理人员，在医学装备管理部门的指导下，具体负责本部门的医学装备日常管理工作。具体工作内容如下：

（1）了解本科室医疗器械分布、使用状况并做好相关记录工作；督导本科室人员按照操作规程使用医疗器械。

（2）协助开展本科室医疗设备申报、安装、验收、处置报废等全生命周期临床使用的管理工作。

（3）协助做好科室医用耗材的申领、存储、养护、使用、处置，以及质量问题的上报、跟踪和退换货等医疗器械临床使用管理工作。

（4）协助完成医疗器械年度计划、临时计划、维修计划等相关申请的调研工作。

（5）协助医学装备管理部门对本科室计量器具进行定期计量检测，确保所有计量器具及时检测，并在有效期内。

（6）积极开展医疗器械不良事件监测工作，协助做好不良事件的再评价工作；

（7）使用射线装置部门的管理员需做好设备配置证、人员资质、设备状态的管理工作，并做好相关记录。

（8）负责做好本科室急救类、生命支持类设备管理，保证急救类、生命支持类设备100%在用状态。

（9）负责保管本科室医疗器械资产清单、使用说明书、操作规程、使用记录、培训考核记录等医疗器械档案。

第二节 院级医学装备相关委员会

为进一步规范医学装备合理配置，强化医学装备计划、采购、使用和处置管理，保障医学装备安全有效利用，充分发挥包括医学装备使用效益，根据相关法律法规要求，医院应成立贯彻医学装备全生命周期管理的委员会。

一、医学装备管理委员会

根据《医疗卫生机构医学装备管理办法》（卫规财发〔2011〕24号）、《三级医院评审标准（2020年版）实施细则》（国卫办医发〔2021〕19号）等文件要求，二级及以上医疗机构、有条件的其他卫生机构应当成立医学装备管理委员会。

（一）人员组成

医学装备管理委员会由机构领导、医学装备管理部门及有关部门人员和专家组成。

（二）职责

医学装备管理委员会负责对本机构医学装备发展规划、年度装备计划、采购活动等重大事项进行评估、论证和咨询，确保科学决策和民主决策，每年应召开不少于两次工作会议。具体职责如下：

（1）根据国家有关规定，建立健全医学装备工作制度并监督执行。

（2）负责全院医学装备发展规划，保障医疗、教学、科研工作的顺利进行，为临床做好服务保障工作。

（3）负责医学装备年度计划的组织、制定、实施等工作。

（4）医学装备管理委员会成员有义务对申请购买的设备、耗材进行资料收集、产品对比及相关厂商的考察，同时有权对申请购买设备、耗材提出反对购买意见。负责对医院医疗设备采购、管理工作中的重大抉择及技术问题进行评价、咨询。

二、医疗器械临床使用管理委员会

根据《医疗器械临床使用管理办法》（国家卫生健康委令第8号）文件要求，二级以上医疗机构应当设立医疗器械临床使用管理委员会；其他医疗机构应当根据本机构实际情况，配备负责医疗器械临床使用管理的专（兼）职人员。

（一）人员组成

医疗器械临床使用管理委员会由本机构负责医疗管理、质量控制、医院感染管理、医学工程、信息等工作的相关职能部门负责人以及相关临床、医技等科室负责人组成。

（二）职责

医疗器械临床使用管理委员会负责指导和监督本机构医疗器械临床使用行为，日常管理工作由本机构的相关部门负责。具体职责如下：

（1）依法拟定医疗器械临床使用工作制度并组织实施。

（2）组织开展医疗器械临床使用安全管理、技术评估与论证。

（3）监测、评价医疗器械临床使用情况，对临床科室在用医疗器械的使用效能进行分析、评估和反馈；监督、指导高风险医疗器械的临床使用与安全管理；提出干预和改进医疗器械临床使用措施，指导临床合理使用。

（4）监测识别医疗器械临床使用安全风险，分析、评估使用安全事件，并提供咨询与指导。

（5）组织开展医疗器械管理法律、法规、规章和合理使用相关制度、规范的业务知识培训，宣传医疗器械临床使用安全知识。

三、医用耗材管理委员会

为规范医疗机构医用耗材管理,促进医用耗材合理规范使用,保障医疗质量与安全,国家卫生健康委、国家中医药局于2019年6月公布了《医疗机构医用耗材管理办法(试行)》(国卫医发〔2019〕43号)(以下简称《办法》),自2019年9月1日起施行。这是国家层面出台的第一部关于医疗机构医用耗材管理的办法,从机构管理、遴选与采购、验收与库存、申请与临床使用、信息化建设及监督监测等方面对医疗机构医用耗材管理提出要求。

《办法》中明确指出:二级以上医院应当设立医用耗材管理委员会;其他医疗机构应当成立医用耗材管理组织。村卫生室(所、站)、门诊部、诊所、医务室等其他医疗机构可不设医用耗材管理组织,由机构负责人指定人员负责医用耗材管理工作。

(一) 人员组成

《办法》中明确指出:医用耗材管理委员会由具有高级技术职务任职资格的相关临床科室、药学、医学工程、护理、医技科室人员以及医院感染管理、医用耗材管理、医务管理、财务管理、医保管理、信息管理、纪检监察、审计等部门负责人组成。

医疗机构负责人任医用耗材管理委员会主任委员,医用耗材管理部门和医务管理部门负责人任医用耗材管理委员会副主任委员。

医用耗材管理委员会的日常工作由指定的医用耗材管理部门和医务管理部门分工负责。

(二) 主要职责

(1)贯彻执行医疗卫生及医用耗材管理等有关法律、法规、规章,审核制定本机构医用耗材管理工作规章制度,并监督实施。

(2)建立医用耗材遴选制度,审核本机构科室或部门提出的新购入医用耗材、调整医用耗材品种或者供应企业等申请,制定本机构的医用耗材供应目录(以下简称供应目录)。

（3）推动医用耗材临床应用指导原则的制定与实施，监测、评估本机构医用耗材使用情况，提出干预和改进措施，指导临床合理使用医用耗材。

（4）分析、评估医用耗材使用的不良反应、医用耗材质量安全事件，并提供咨询与指导。

（5）监督、指导医用耗材的临床使用与规范化管理。

（6）负责对医用耗材的临床使用进行监测，对重点医用耗材进行监控。

（7）对医务人员进行有关医用耗材管理法律法规、规章制度和合理使用医用耗材知识教育培训，向患者宣传合理使用医用耗材知识。

（8）与医用耗材管理相关的其他重要事项。

（三）医用耗材管理委员会日常工作

医用耗材管理委员会的日常工作由医用耗材管理部门和医务管理部门分工负责。其中医用耗材管理部门负责耗材计划执行及配送、验收、出入库、结算，新耗材材料收集整理、准入初审等日常管理；医务管理部门负责医用耗材临床使用管理、监测与评价、医务人员耗材使用相关资质和行为的管理。

四、不同委员会的区别和联系

以上医学装备相关的委员会主要依据国家相关的政策文件要求成立，各个委员会的工作重点各有不同，工作中有交叉又有区别。医学装备管理委员主要对医学装备发展规划、年度装备计划、采购活动等重大事项进行评估、论证和咨询，确保科学决策和民主决策；医疗器械临床使用管理委员会主要负责指导和监督医疗器械的临床使用行为，保障医疗器械临床使用安全；医用耗材管理委员会主要负责全面医用耗材管理相关工作，包括新耗材引入、论证、耗材的使用和监督管理等。

第三节　医学装备管理部门设置及岗位职责

医学装备管理部门在院医学装备委员会、医疗器械临床使用管理委员会、医用耗材管理委员会的指导下,在医院分管院长的领导下,设置有全面负责管理的部门主任,同时根据医学装备管理特点,细分为具体的内部职能科室或管理小组。

一、组织架构及职能

按照医学装备全生命周期管理理论,医学装备管理部门职责应该包括医学装备购置计划的制订、调研、立项、采购、安装、验收、仓储、使用、维修、维保、评价、功能开发、报废、处置等。

鉴于医学装备全生命周期管理理论及各个节点管理的重点不同,医学装备管理部门可以根据工作职能设置计划管理组、设备管理组、设备维修组、耗材管理组、仓储管理组、档案管理组。计划管理组主要负责计划调研、计划执行、年度计划筹备、参数制定、招标筹备、信息维护、医用耗材管理;仓储管理组主要负责仓储管理、SPD服务、委派会计管理等;设备管理组负责设备验收管理、安全生产管理、计量器具与压力容器管理、档案管理;设备维修组主要负责设备维修、维保、资产报废、设备质控等;综合业务管理组,主要负责协助科室主任负责科室的日常行政和业务管理工作。

二、岗位设置及职责

(一)科室负责人职能

医学工程处(科)主任要在分管院长领导下全面负责医学工程处(科)工作,实施《医学工程处制度汇编》中所规定的各项内容:

(1)在分管院长的领导下,根据相关法律、法规、政策和制度,结合实际情况制定相应的管理制度并组织实施,保证医学装备和医用耗材使用的安全和有效。

（2）根据医院制定的发展规划、目标和年度工作计划,结合本部门学科建设和发展,组织制订年度工作计划。

（3）主持初审医疗器械（含教学、科研）、医用耗材购置的年度计划,组织论证等委员会会前准备工作。

（4）组织医疗器械（含教学、科研）的安装调试、临床验收、供应建档、调配和处置等工作。

（5）组织本部门工作人员的继续教育和再培训工作。

（6）完成领导交办的临时性任务。

（二）计划管理职能

1. 计划调研岗

（1）接收所有采购申请,做好设备、耗材、后勤、办公、器械等物资申购计划的调研工作;

（2）及时与申请科室沟通和反馈计划执行进度。

2. 计划执行岗

（1）严格遵守采购工作程序,审查供应商相应资质及与产品相关许可文件,按时按质按量完成采购计划。

（2）督促合同的如期履行,并就有关计划执行过程中出现的情况及时上报和反馈。

（3）按照已批准的计划进行采购,与临床科室做好沟通,做到采购及时准确。

（4）严格执行企业变更和材料名称变更手续,并对所有依据的文件、档案及时予以修改和归档。

3. 年度计划筹备岗

（1）接收集团各科室年度计划采购申请,结合各科室的经费预算,做好申购计划的整理和调研工作。

（2）对申购计划的评估预审结果进行整理汇总,形成上报采购委员会讨论的初审方案。

（3）将采购委员会决议反馈科室,对获准购置的项目,启动参数网上审批流程。

（4）拟订年度计划初审参数,并逐级审批。

（5）做好年度计划相关资料的收集存档工作。

4. 参数制定岗

（1）接到任务后,及时开展参数调研。

（2）对内与科室沟通,查询相关资料以及在院使用信息。

（3）对外查找产品信息,邀请厂家报送相关产品资料。

（4）经过调研和讨论,拟定初审参数。

5. 招标筹备岗

（1）联系委托招标公司,发布招标文件,协同招标公司完成招标任务。

（2）召集招标会议,编制会议议程,完成会议记录,招标结果的记录、整理。

（3）负责合同的整理、协助签署和移交归档等工作。

（4）通过招标采购平台进行临时采购。

6. 信息维护岗

（1）按照标准信息维护内容要求,制定基础数据维护工作模板。

（2）对医院物资管理系统中的标准化数据进行启用、停用、调整等操作。

（3）对信息维护所依据的文件和材料进行存档。

（4）协助临床及相关部门对耗材收费问题予以查询与反馈。

7. 医用耗材管理岗

（1）协同医务部门开展医用耗材监测、评价与分析。

（2）筹备召开医用耗材管理委员会。

（3）梳理词条目录,启动到期招标。

（4）负责医用耗材参数的制定。

（5）负责医用耗材各类政策的落实。

（三）仓储管理职能

1. 仓储管理岗

（1）做好物资验收、入库、保管、出库、盘库等工作。

（2）严把物品验收关,根据采购计划验收货物。

（3）定期盘点库存物资,做到账、物相符。

（4）定期对照采购计划,向采购员反馈计划落实情况。

（5）按物资的贮存要求,合理安排存放次序。

（6）认真做好库房防火,防爆,防盗,防鼠害、虫害,防霉变、腐蚀等安全管理工作。

2. SPD服务工作岗

（1）SPD产品到货产品确认上架。

（2）中心库、科室库日常的加工及配送工作。

（3）院内各科室物流配送工作。

（4）院内每月核销确认和结算。

（5）SPD系统字典的维护。

3. 委派会计岗

（1）做好物资的出入库管理以及票据登记和交接工作。

（2）负责设备、物资购入及消耗的核算工作。

（3）配合仓库管理人员及时完成配送物资的下送计划的出库单打印。

（4）定期与库管员进行对账,做到账账、账物相符。

（5）及时做好当月票据的处理,按照规定流程报送审批。

（6）严格按照财务政策、制度审核发票,把好票据关。

（四）设备验收、档案及安全管理职能

1. 档案管理岗

（1）接收并整理分类各科移交的档案资料。

（2）按照医院档案管理要求,保管或移交相关档案资料。

（3）及时向各科反馈移交档案资料的信息。

（4）协助完成质保金返还工作。

2. 设备验收管理岗

（1）与相关科室一起组织现场验收。

（2）接收、保管相应的验收文件。

（3）接受相关的培训。

（4）组织协调各部门解决在验收过程发生的异常情况。

（5）移交设备档案。

3. 安全生产管理岗

（1）跟踪安全生产督查结果落实情况。

（2）监督和管理放射源的转入和废源的转出工作。

（3）全院放射源的台账管理工作。

（4）射线类设备新机安装前的相关评估工作和安装后的检测及验收工作。

（5）射线类设备常规的年度监测及辐射安全培训工作。

（6）不良事件监测与管理。

（7）落实和督促完成院安全管理委员会精神。

4. 计量器具与压力容器管理岗

（1）制订全院设备的计量和强检计划,定期检查计量和强检工作执行落实情况。

（2）按时将需要计量和强检的标的送检和回收,确保分发到使用科室的标的处于完好状态,并均在有效期内。

（3）确保校验合格的标的有良好的保存环境,并按照操作规程使用。

（4）反馈计量与强检工作中的问题,不断提升服务水平。

（五）设备维修维护职能

1. 维修维护工程师

（1）负责做好全院各科室医疗设备的维修。

（2）定期开展预防性维护和医疗设备定期巡查。

（3）负责制定和实施设备保养计划。

（4）负责大型设备维保的执行及监管工作。

（5）负责做好全院急救生命支持类医疗设备全生命周期的质量控制工作。

（6）负责质控设备的日常保养、定期检测工作。

（7）积极参加医院、医学工程处和科室安排的各种质控技术培训的学习。

（8）负责维修调研及维修参数制定工作。

（9）积极组织参加学组活动。

（10）医学工程见习带教工作。

（11）三级绩效考核指标上报。

2. 资产调配岗

（1）负责落实及协调应急医疗设备院内调配职能。

（2）负责调配中心资产的完好率检查。

（3）负责跟踪对接院内使用效能不高的资产并协助院内调配。

（4）对进入调配中心的资产进行检修并完成质量控制，通过院内公开挂网的形式，调配有相应需求的科室。

（5）对需要多部门共同协调的任务，提交院运营管理委员会。

（六）综合业务管理职能

（1）协助做好处室日常行政事务工作。

（2）起草处室月度、季度、年度等工作总结相关事宜。

（3）做好各类公文的收集及归档管理，并督促各事项完成。

（4）负责安排各项会务工作，整理完成会议记录。

（5）做好内外联络、统筹协调、来访通知和配合检查等工作。

（6）做好员工考勤、绩效奖金核算和相关开支报销工作。

（7）组织处室团队活动和部门宣传等工作。

（8）制定和完善各类文件、制度、工作流程，负责各类部门报表的填报。

（9）负责临床服务反馈，协助解决问题。

（10）配合纪检、监察、审计等部门开展工作。

（11）医疗器械行业协会、医院医疗器械委员会相关工作。

（12）配合完成部门年度预算工作。

第三章 医学装备配置规划和采购计划立项

第一节 医学装备的配置规划

医学装备的配置规划是根据医院的不同功能、专科特长和所承担医疗诊断、疾病预防、康复保健工作任务,结合医院长期发展的规划与近期工作目标,按照医院年度投资预算、学科发展、经济效益、社会效益和现有资源综合评估统筹规划医院医学装备配置的行为。医疗卫生机构应当根据国家相关法规、制度及本机构的规模、功能定位和事业发展规划,科学制订医学装备发展规划。医学装备的配置规划是否合理对医疗机构资源最优配置有着重要意义。

一、医学装备配置原则

医院医学装备配置管理是指从制定预算、落实资金、计划编制、立项论证、审议立项,再到选型订货,直至设备到货整个全过程的管理。医学装备的配置应按照年度医疗设备投资预算,优先支持新建学科、重点学科、临床医技新技术、新业务,依据轻重缓急,分期、分批更新或引进医疗设备。医学装备的配置应结合国内外医疗设备技术发展水平和医院业务发展的现实状况,优化配置功能适用、技术适宜和节能环保的医疗设备。在考虑医院装备配置时,有两个原则应共同遵守,一是经济原则;二是实用原则。

（一）实用原则

根据医院的任务、规模、人员技术水平和技术条件的现状，适当考虑将来的发展而制定仪器装备标准。要本着医学技术全面发展，重点提高的精神，从需要和可能出发，分轻重缓急，统筹规划，分期分批地更新设备，逐步充实配套。要从实用的原则出发，应注意下列几个方面问题：

（1）优先考虑基本设备，其次再考虑高、精、尖的设备。基本设备是诊断上和治疗上经常、大量使用的设备，即常规设备。

（2）立足国产仪器，适当引进国外新设备。如果国产设备的质量性能已符合目前的要求，应首先考虑装备国产仪器，这样可以节省资金、方便维修，有利于我国医疗器械行业的发展。

（3）目前引进设备应以提高技术精度的关键性设备为主，而不宜追求减少劳动密度的设备。所谓技术精度指这种设备可以使医疗、教学、科研工作从质量上提升到新高度。

（4）杜绝盲目配置大型的先进设备，此类设备不但价格昂贵而且保养维护条件要求较高。

（二）经济原则

经济原则，即按经济规律办事，讲究投资的经济效益，降低成本，减轻病人经济负担。为实现经济原则，关键是实行规划管理，用计划来组织、领导、监督、调节设备物资的分配供应活动，遵循有计划、按比例发展的客观规律和价值规律，使人力、物力、财力得到充分、有效的利用。

制定规划，首先考虑医疗、教学和科研工作是否确实必需，是否对病人确有好处，医疗上能不能取得效果，经济上能不能取得投资的收益。经济还含有节约的意义，应尽量发挥已有设备的作用，加强其使用和维修管理，延长其寿命。

二、医学装备配置标准

为了分层分级科学、合理、经济、有效地配备各类医用设备,国家、各省市也探索制定了一些医学装备配置标准。医学装备的配置应当按照国家相关标准要求进行配置。如妇幼保健机构的医学装备配置需按照《妇幼保健机构医用设备配备标准》执行,国家传染病医学中心和国家传染病区域医疗中心的医学装备应严格按照《国家卫生健康委办公厅关于印发国家传染病医学中心及国家传染病区域医疗中心设置标准的通知》(国卫办医函〔2020〕767号)来配置等。如无相关标准的应当按照医院开展的诊疗项目对应的医学装备进行配置。大型医用设备的配置标准应当按照当地卫生行政部门发布的配置标准执行。

三、医学装备配置规划

按照《综合医院建设标准》(建标110—2021),根据医学装备的价值和类型,医学装备的配置可分为一般医疗设备配置和大型医用设备配置。

(一) 一般医疗设备配置规划

一般医疗设备配置规划由各医疗机构自行负责制定,由医学装备管理部门执行。配置规划应当符合医院当前发展目标,与医院的功能定位、年度预算、现有资源、设备购置原则相结合进行规划。

(二) 大型医用设备配置规划

大型医用设备实行国家或省统一进行配置规划。通过国家及各省市科学规划引导、规范准入管理和加强事中事后监管,努力形成区域布局更加合理、装备结构更加科学、配置数量与健康需求更加匹配、使用行为更加规范、应用质量更有保障的大型医用设备配置规划管理体系,基本满足临床诊疗、科研创新需要和人民群众多层次、多元化医疗服务需求。

医疗机构大型医用设备配置申请应当符合大型医用设备配置规划。大型医用设备配置规划由省级卫生健康行政部门结合本地区医疗卫生服务体系规划,提出本地区大型医用设备配置规划和实施方案建议并报送国家卫生健康委员会,由国家卫生健康委员会负责制定并向社会公开。大型医用设备配置规划原则上每5年编制一次,分年度实施。配置规划包括规划数量、年度实施计划、区域布局和配置标准等内容。

第二节 大型医用设备的配置

大型医用设备的配置,应严格按《医疗器械监督管理条例》(国务院令第680号)、《大型医用设备配置与使用管理办法》(国卫规划发〔2018〕12号)等法律法规规定进行规划和设计,配置大型医用设备要充分兼顾技术的先进性、适宜性和可及性,促进区域卫生资源共享。

一、大型医用设备目录

本书所称大型医用设备,是指纳入甲乙类大型医用设备目录管理的大型医疗设备,按照《大型医用设备配置许可管理目录(2018)年》规定,主要有以下12类设备。

（一）甲类(国家卫生健康委员会负责配置管理)

（1）重离子放射治疗系统。

（2）质子放射治疗系统。

（3）正电子发射型磁共振成像系统(英文简称PET/MR)。

（4）高端放射治疗设备。指集合了多模态影像、人工智能、复杂动态调强、高精度大剂量率等精确放疗技术的放射治疗设备,目前包括X线立体定向放射治疗系统(英文简称CyberKnife)、螺旋断层放射治疗系统(英文简称Tomo)HD和HDA两个型号、Edge和Versa HD等型号直线加速器。

（5）首次配置的单台（套）价格在3000万元人民币（或400万美元）及以上的大型医疗器械。

（二）乙类（省级卫生计生委负责配置管理）

（1）X线正电子发射断层扫描仪（英文简称PET/CT含PET）。

（2）内窥镜手术器械控制系统（手术机器人）。

（3）64排及以上X线计算机断层扫描仪（CT）。

（4）1.5T及以上磁共振成像系统（MR）。

（5）伽马射线立体定向放射治疗系统（包括用于头部、体部和全身）。

（6）直线加速器（含X刀）。

（7）首次配置的整台（套）单价在1000万元至3000万元人民币的大型医疗器械。

二、大型医用设备配置标准

医疗机构配置不同，机型设备的标准要求不同。大型医用设备配置的标准主要围绕医院功能定位、临床需求服务、技术条件、配套设施、专业技术人员资质和能力、质量保障及其他方面考虑。

甲类大型医用设备配置需符合甲类大型医用设备配置规划，医疗机构有设置相应的诊疗科目。甲类大型医用设备配置是由国家卫生健康委员会负责管理，标准参考国家卫生健康委制定的《甲类大型医用设备配置准入标准》。

乙类大型医用设备配置是由省级卫生行政部门负责管理，各省份结合国家卫生健康委发布的《乙类大型医用设备配置标准指引》，根据当地的经济和社会发展水平以及人民群众健康需求制定符合本省省情的配置标准。

三、大型医用设备配置申请

大型医用设备配置申请应当符合大型医用设备配置规划,与其功能定位、临床服务需求相适应,具有相应的技术条件、配套设施和具备相应资质、能力的专业技术人员。其中甲类设备还应遵守《关于印发甲类大型医用设备配置许可管理实施细则的通知》(国卫规划发〔2018〕14号)的相关规定。

(一)医疗机构论证

大型医用设备的配置应当由临床使用科室在当年的年度医疗设备申报时发起申请,根据国家或省相应的配置标准要求,撰写论证报告,提交医疗机构医学装备委员会审议论证,通过后方可向上级主管部门发起申请配置许可,配置许可申请到位以后方可购置大型医用设备。

(二)配置许可申请流程

甲类大型医用设备配置许可向国家卫生健康委员会提出申请,申请单位应当按一式十份向国家卫生健康委员会政务大厅提交纸质和电子版申请材料,纸质申请材料与电子版申请材料应当一致。电子版申请材料通过大型医用设备配置与使用监督管理信息系统递交。甲类大型医疗设备配置许可办理流程如图3.1所示。

乙类大型医用设备向当地卫生健康行政部门提出申请,由于各省份申请流程不一,这里不再详细展开举例。

(三)申请材料

申请甲类或乙类大型医用设备,都需按照要求提交申请材料,材料内容类似,主要如下几类:

(1)甲类或乙类大型医用设备配置申请表。

(2)执业许可证复印件,或符合相关规定要求的从事医疗服务的其他法人资质证明复印件。

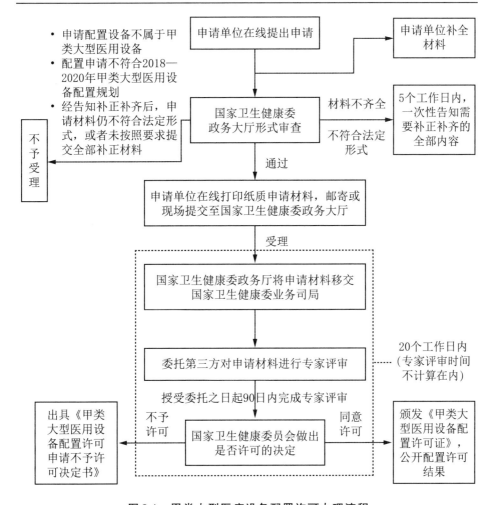

图3.1 甲类大型医疗设备配置许可办理流程

（3）统一社会信用代码证（或组织机构代码证）复印件。

（4）与申请配置大型医用设备相应的技术条件、配套设施和专业技术人员资质、能力证明材料复印件。

（5）其他材料。

申请单位为筹建或在建的，纸质申请材料为：

（1）甲类或乙类大型医用设备配置许可申请表。

（2）申请单位设置批准书复印件，或符合相关规定要求的从事医疗服务的其他法人资质证明复印件。

（3）统一社会信用代码证（或组织机构代码证、机构设置批准文件）

复印件。

（4）承诺在大型医用设备投入使用前，具备相应技术条件、配套设施和专业技术人员资质、能力的书面文件。

如果是申请配置在中华人民共和国境内新上市的单台（套）价格在3000万元以上的大型医用设备的，除以上规定的材料外，还须同时提供医疗器械注册证复印件和设备主要情况介绍（包括基本情况、境外配置、使用、售价、收费情况）。

材料收集齐全以后递交至相应的上级主管部门。取得大型医用设备配置许可证后应当在规定时限内及时配置相应大型医用设备。设备购置以后向发证机关报送所配置的大型医用设备相关信息。大型医用设备配置许可证信息发生改变的，医院应及时向原发证机关报送。大型医用设备配置许可证正本应当悬挂在大型医用设备使用场所的显著位置。许可证应当依法使用和妥善保管，不得伪造、变造、买卖、出租、出借。

第三节　医学装备的计划申报

医疗卫生机构应当根据医学装备配置规划与原则，结合医疗卫生机构自身发展需求与年度预算，制订医学装备采购计划。由于医疗设备属于固定资产、一次性投入，而医用耗材属于日常消耗性物资，需要长期采购，两者采购计划的关注重点差异较大。因此，医学装备采购计划按照产品属性分为医疗设备计划和医用耗材计划，两种物资采购计划申报方式、论证内容等各有不同。

一、计划分类

医疗设备采购计划一般分为年度计划和临时计划。医学装备管理部门应当根据本机构医学装备发展规划和年度预算，结合各使用部门装备配置和保障需求，编制年度医疗设备采购计划，通常一年立项一次，原则上所有医疗设备均应纳入年度采购计划。特殊情形下,如设备损坏无法维修且在用设备无法满足临床需求、突发公共卫生事件需求、政府指令性任务等,可通过临时计划采购,须上报院办会审议,建议纳入下一年度采购计划。

医用耗材不同于医疗设备,它属于日常性消耗物资,一般根据年度预算和采购合同期限按需供应。根据采购方式,可将医用耗材采购计划分为:政府集中带量采购计划、首次使用新耗材准入计划、目录内耗材日常采购计划、临时使用耗材紧急采购计划。

二、医疗设备计划申报

医疗机构应在本年度末完成下一个年度计划申报、立项工作。各科室根据科室学科建设规划、科室预算收入、预计工作量等,通过科室集体讨论确定下一年度采购项目,填写《年度医疗设备申购申请表》(表3.1)。

表3.1　XXXX年年度医疗设备申购申请表

申请学科		亚专科名称	
一、申请部门信息			
申请人		手机号	
学科主任		手机号	
安装院区		安装地点	
计划类型			
二、申报设备资料			
设备名称	品　牌	型　号	资金来源
数　量	预算单价(万元)	预算总价(万元)	购置类型
申报理由及需求说明(按照购置类型填写相应内容,详见下页填报说明,可另附支撑材料):			
提供三个同类申报设备的参考信息			

同类设备名称	品　牌	型　号	备　注

三、背景资料

科室现有同类设备名称		总数量	

设备名称	品牌	型号	数量	金额	入库时间	资产卡片号	备注

现有设备处理建议			
场地需求		空间面积	平方米
安装需求			
操作人员来源		现有人员数	增聘人员数
操作人员从业资格			

有省内收费

收费编码	收费名称	收费标准

无省内收费

收费申报状态	参考收费省份	参考收费编码	参考收费名称	参考收费标准

续表

配套耗材		耗材 名称	
可否单独收费		耗材成本占比（%）	
预计使用年限		预计成本回收年限 （年）	
预计年工作量 （人次）			
每日最高诊疗 人数（人次）		每日平均诊疗人次 （人次）	
科室开放床位 （张）		科室实际床位（张）	

《年度医疗设备申购申请表》作为项目申报论证的重要依据和支撑材料，需要详细填报设备名称、预算单价、数量、新购/增加、现有设备情况、安装条件、操作人员情况、收费情况等信息。为了保证收集信息的全面、可用，医学装备管理部门应该注意收集以下几方面信息：

（一）计划类型

分为临床设备、科研/教学设备、临床与科研/教学共用设备。其中，临床设备是指用于临床诊断与治疗的设备；科研/教学设备是指用于科研与教学的设备；临床与科研/教学共用设备是指既可用于临床诊断与治疗，也可用于科研/教学的设备。

（二）资金来源

分为医院投入、科研经费、政府专项资金，其中医院投入是指医院自有资金，科研经费是指课题经费等科研专项资金，政府专项资金是指政府专项拨款。

（三）购置类型、申报理由及需求说明

根据科室现有设备数量及使用情况，购置设备类型分为新购、增购

和更新,其申报理由及需求填报说明各有侧重,具体如下:

(1) 新购类设备:指科室没有同类设备而需填补空白。针对此类设备,科室需详细了解设备的性能及用途,在本院其他科室、省内或国内同级及以上医院的使用情况,产品的市场占有率;省内有无收费标准(收费代码、收费名称、收费金额),如无,须提前联系医保管理部门申报收费项目,同时提供省外参考收费情况;有无配套耗材、耗材成本占比,使用维护成本,预计年检查(治疗)人次及收益,成本回收年限等经济效益情况;购置资金来源、安置场地(有无特殊要求)、操作人员(资质、数量)、配套设备等先决条件。

如不能发挥经济效益,属急救、抢救、生命支持类设备,请提供行业配置标准的相关文件;属科研、教学性质设备,请提供科研、教学项目等备案目录及编号,阐明设备在学科建设中的重大意义,拟填补的技术空白、拟研究的方向和领域、拟达到的科研/教学成果、拟取得的学科及社会效益。

(2) 增购类设备:指科室已有同类设备而无法满足工作量需增加。针对此类设备,科室需对在用设备进行使用、效益分析,如成本核算、维修维保、售后服务、学科成果等,详细统计同类设备的数量、品牌、型号、年限等,提供记录资产卡片号,医院收费标准(收费代码、收费名称、收费金额),年收费次数,收费总额,有无新的安置要求(如改造、场地、空间、水电、防护等),有无增加人员要求(资质、数量),预计工作量、床位数等。

(3) 更新类设备:指科室已有同类设备而拟报废或技术淘汰需更换。针对此类设备,科室须提供原有设备资产信息:品牌、型号、原值、启用时间等。详细提供原有设备使用时间、开机率、检查(治疗)人次、设备故障与维保费用、取得的效益分析(经济与社会效益)及科研成果等内容。如因技术落后淘汰设备更换,需陈述技术更新情况、更换设备预期效益及原设备处理建议等。

三、医用耗材计划申报

医用耗材计划应由临床使用科室发起申报,明确申报事由,经科室负责人审核同意后申报。医学装备管理部门应该根据计划分类,有针对性地制定申报流程,具体要求如下:

1. 政府集中带量采购计划

政府集中带量采购实施的根本目的是以量换价,降低医疗机构采购成本。目前,国家及各地政府年度采购需求量主要是通过组织医疗机构填报的方式确定。医学装备管理部门应充分理解政策要求并开展临床政策宣讲,由临床使用科室根据既往使用情况、治疗人次、手术台次、术种变化等情况明确带量采购产品目录及年需求量,发起集中带量采购产品需求计划申报。

2. 首次使用新耗材准入计划

新耗材准入建议实行定期申报集中审议制,各临床科室提前规划科室技术发展,根据病种诊断或治疗手段变化等情况合理申报需引进的新耗材。通常医用耗材首次审批流程(表3.2)需科室讨论和科室负责人审核后提交医用耗材管理委员会集中审议,申报内容一般包含以下内容:

(1)申请事由,主要从可行性、必要性、收费情况等方面详细阐述。

(2)新产品基本信息,如名称、预算单价、预估年用量、资质证件、适用范围、是否符合相关政策要求。

(3)新旧技术、产品对比分析,包括在用产品单价,既往年用量,合同签署情况,与在用产品、新旧技术、产品主要区别、优势等。

(4)设备硬件及资质要求,如是否需要配套设备的引进、是否具备相应资质及人员配置情况等。

(5)医学依据,如医学指南、专家共识、其他医院使用情况等。

表3.2　医用耗材首次使用审批表

计划编号		填表日期		
填表人		联系人手机号码		
填表人归属科室				
申购耗材名称				
申请事由（请从可行性、必要性、收费情况等方面详细阐述）				
预算单价 （元/个）		预计年用量 （个或人份）		预计年采购金额
与申购材料相关的诊疗项目编码		诊疗项目名称		诊疗项目收费价格
具体耗材明细				

序号	耗材名称	规格型号	品牌	产地	单价	单位	备注
是否需要配套设备使用			若需配套设备请说明（请从在用设备名称、资产卡片号或新增设备名称、预算等方面）				
同类产品品牌及型号		1.		2.		3.	
有无注册证		如无请说明					
注册证名称							
注册证号				注册证效期			
注册证适用范围				注册证扫描件上传			

是否属于集采品种				集采类别	
有无医保耗材编码		编码类型		医保耗材编码	
院内是否有同类耗材		新耗材与在用产品的主要区别(主要从临床适应证角度阐述)			
若无同类耗材,请说明目前临床治疗方法或方式					

医学依据

1. 新耗材的适应证和禁忌证?

2. 此耗材所涉及的新技术与现有技术相比的区别与创新?对当前医院现状有何硬件要求。

3. 如有国际或国内其他医院已在使用此耗材涉及的技术请列出,如无请填无。

4. 如有对此耗材所涉及的新技术评估的医学指南、专家共识等请列出,如无请填无。

5. 此耗材所涉及的技术是否存在潜在风险或不良事件?是否对伦理与患者心理进行考虑?

科室负责人审核	科室管理讨论及管理建议

相关科室审批

医务管理部门意见	
医保管理部门意见	
其他职能管理部门意见	

续表

调研与审批	
医学装备管理部门调研意见	
医学装备管理部门初审意见	
分管院领导审核	
耗材委员会终审意见	

3.目录内耗材日常采购计划

（1）合同期内日常采购计划。合同期内医用耗材应根据合同签订价格、中标供应商，按照科室计划进行日常采购。根据医用耗材使用频次及审批管理等级，可将日常采购计划分为以下两类：一是日常性消耗医用耗材，如一次性使用留置针，一次性使用输液器、棉签，一次性导尿管等，可在采购合同执行期根据临床使用科室需求制订周或月采购计划，设定安全库存和补货点，由物资采购系统定期推送采购计划，经医学装备管理部门采购审核后进行批量采购、补货、配送，确保临床的正常使用。二是重点监控医用耗材，一般指限量、限科、限适应证等纳入重点使用监控管理的耗材，需临床科室根据使用需求或患者住院信息等，提前提请采购申请并经医学装备管理部门、医务管理部门等审批同意后给予按量采购，确保临床合理使用。

（2）合同到期项目立项计划。医学装备管理部门根据合同签订到期时间，提前梳理即将到期需重新招标耗材目录，反馈临床使用科室，由临床使用科室根据临床需求填报重新招标立项计划。若临床反馈该类耗材仍需继续使用，即发起立项计划；若临床反馈已无需继续使用，医学装备管理部门应在采购合同到期时给予产品停用。考虑招标采购周期较长，到期重新招标项目立项申请一般可根据合同到期时间提前3～6个月启动立项，确保在新产品中标前完成招标采购活动，以免影响临床科室的正常使用。

4. 临时使用耗材紧急采购计划

根据《医疗机构医用耗材管理办法(试行)》(国卫医发〔2019〕43号)文件第十九条规定:医疗机构应当加强临时性医用耗材采购管理。医用耗材使用科室或部门临时性采购供应目录之外的医用耗材,需经主任委员、副主任委员同意后方可实施。临时使用耗材采购立项主要限在供产品断货、重大急救任务、突发公共卫生事件、临床开展代表性技术、省内领先技术或特殊病例等紧急需求,需从临时耗材申报流程中申报,纳入临时目录管理,并统一在医用耗材管理委员会给予集中汇报。

第四节　医学装备计划的调研论证

根据《医疗卫生机构医学装备管理办法》(卫规财发〔2011〕24号)第十一条、第十六条相关规定,医疗机构医学装备管理部门应当对医学装备计划进行调研论证,确保科学决策和民主决策。医学装备计划的调研论证主要分为预算的确定、医学装备委员会论证、申报科室调研、调研意见汇总初审等几个阶段。

一、医疗设备年度计划采购预算的确定

根据《财政部对十三届全国人大四次会议第8584号建议的答复》(财库函〔2021〕6号),公益性医院的财政补助收入以及事业收入、经营性收入和其他收入等"自有资金",均应纳入部门预算管理,因此医疗机构制订医疗设备年度计划应当首先确定采购预算。

(1)医疗设备年度计划采购预算由财务部门结合医疗机构年度资金收支情况提供。

(2)医疗设备管理部门根据年度计划采购预算,结合以下算法公式,科学地将其分配到各科室。

$$科室预算额度 = \frac{科室评分}{所有申报科室评分总和} \times 总预算$$

科室评分由人均收支结余(财运处,40%)、学科建设(学科办、科研处,20%)、医务评价(医务处,20%)、设备管理(医工处,20%)4个维度组成,最后各科室预算额度按照其评分在全部申报科室评分总和的占比进行分配(表3.3)。

表3.3　XXXX年医疗设备预算分配表

学科名称	人均收支结余(40%)	学科建设(20%)	医务评价(20%)	设备管理(20%)	综合评分	预算分配(万元)
手术室						
麻醉科						
普外科						
神经外科						
……						
合计						

二、现场调研

年度计划项目的调研首先由医学装备管理部门的临床工程师分工合作,计划执行人员、信息分析人员参与配合,深入临床、医技科室一线,重点围绕新购类设备、增加类设备、更新类设备三个类别进行调研。针对新购类设备,重点调研新购设备的适用性、购置必要性以及预计经济效益、社会效益等;针对增加类设备,重点调研在用设备使用、效益分析,如成本核算、维修维护、售后服务、学科成果等;针对更新类设备,重点调研原有设备启用时间、使用情况、报废原因等。

三、大型设备科室汇报

根据《医疗卫生机构医学装备管理办法》,针对单价50万元以上大型设备,为确保年度计划重大项目立项的公平、公正、公开,提高医疗机构决策论证的科学性和透明度,医学装备管理部门应组织召开医学装备管理委员会,由申报科室进行汇报展示,同时委员会委员对其审核评分,医学装备管理部门现场对评分进行统计上报。

委员会应该从社会效益、经济效益、可行性、实用性、先进性五个维度进行审核评分,并明确审核意见是同意、暂缓还是不同意。医学装备管理部门最终汇总统计每个项目平均分和同意、暂缓、不同意的委员人数,形成汇总统计表(表3.4),作为计划调研初审结果的重要依据。

表3.4 50万元以上大型设备申报论证评分表

序号	学科	亚专科	设备名称	预算单价(万元)	数量	预算总价(万元)	安装地点	现场评分(100分)						专家意见			备注
								可行性(20分)	实用性(20分)	先进性(20分)	经济效益(20分)	社会效益(20分)	总得分	同意	暂缓	不同意	
1																	
2																	
3																	
4																	
5																	
6																	
7																	
8																	
9																	
10																	

四、调研意见汇总初审

医学装备管理部门对临床工程师的调研信息以及医学装备管理委员会的论证意见进行整合汇总,组织集体讨论,并根据讨论意见进行补充调研,同时向医务处、医保处、感染办、教育处、科研处等职能部门征求意见、核实情况。

讨论意见补充调研完成后,医学装备管理部门对年度计划提出初步购置意见,向分管院领导汇报。

对分管院领导提出的意见,再次进行补充调研,直到每一个项目的购置意见和支撑说明材料都翔实充分。

最后向主要院领导汇报,并补充完善调研意见,形成采购委员会汇报材料。

五、医用耗材计划采购预算

医用耗材为日常消耗性物资,采购需求量大、涉及金额多,是医疗机构的主要成本支出之一。本着收支平衡、提质增效、节能降耗的原则,医疗机构应该每年年底做好各科室医用耗材的年度采购预算,并汇总形成院年度医用耗材采购预算。采购预算制定过程,应该结合医院发展战略和各科室预计床位数、业务量、收入等因素的变化情况,综合制定科室和院年度医用耗材采购预算。

六、医用耗材立项调研论证

医用耗材立项论证主要分为调研论证和医用耗材管理委员会集中审议论证两个阶段,本节重点讲述医用耗材初审调研论证。医用耗材立项调研论证主要由医学装备管理部门、医务处、医保处、护理部等相关管理部门负责。

其中,医学装备管理部门主要从医用耗材采购价格、在用产品使用情况、相关采购政策执行情况等方面进行论证;医务处及护理部主要从临床运用技术类别、人员资质、适应证、需求可行性、必要性等方面进行论证;医保部门主要从医用耗材收费标准、医保报销比例及政策执行情况等方面进行论证。

第五节 医学装备计划的立项审议

一、医学装备计划的立项审议概述

医学装备计划的立项审议主要是指医疗机构对经过医学装备管理部门调研论证的医学装备采购计划,给出最终意见,对同意的项目予以立项。其中医疗设备计划由院采购委员会审议,医用耗材计划由院医用耗材管理委员会审议。

二、医用耗材计划的立项审议步骤及流程

根据《医疗机构医用耗材管理办法(试行)》(国卫医发〔2019〕43号)文件规定,科室新购医用耗材审核、医用耗材品种调整、制定本机构的医用耗材供应目录、加强临时性医用耗材采购管理等工作由院医用耗材管理委员会负责。因此,新购医用耗材计划由职能部门调研论证后,应由院医用耗材管理委员会集中审议。主要步骤及流程如下:

(1)医用耗材管理部门汇总各类立项申请,包括申请事由、新产品功效及与同类在用产品对比情况、相关职能部门意见等,统一提交医用耗材管理委员会审议。

(2)项目申请科室负责人从学科发展、技术运用必要性和可行性、社会效益、经济效益等方面进行展示汇报。

(3)医用耗材管理委员会委员及专家现场提问、讨论审议,评审结果现场公布,确保评审公平、公正、公开。

(4)医用耗材管理部门执行立项审议结果。

三、医疗设备立项审议

医疗设备计划立项由院采购委员会审议。对于医疗设备计划,采购

委员会审议综合考虑的因素有以下几点。

（一）建议优先考虑的项目

（1）具有领先地位的学科。

（2）能够引领学科发展或区域医疗中心代表性技术的。

（3）50万元以上且装备管理委员会审核意见明确的。

（4）具有良好经济效益预期的。

（5）设备配置年限久，诊疗技术落后确需更新的。

（6）诊疗工作量增加，需要对现有设备数量进行增补的。

（7）近五年年度计划累计投入不足的学科。

（8）手术器械原则上由手术室统筹，腔镜类手术设备配置在手术室共享使用。

（9）病区现有设备配置不满足国家或者行业相关标准的。

（10）科室申请数量较多，经初审同意的，原则上逐步配置。

（二）建议暂缓的项目

（1）可以在科室间共享检查或治疗的。

（2）暂无具体收费项目的。

（3）当前患者数量不足以支撑设备回收成本的。

（4）科室原有同类设备利用率不高的。

（5）学科定位不明确的。

（6）不满足设备安装条件的。

（7）通用型设备，可由学科提供会诊服务的。

（三）建议集体讨论的项目

（1）科室预算不足，但体现学科代表性技术的。

（2）根据医疗机构发展需要，引进高端装备的。

（3）政府或医疗机构重点发展学科的。

（4）集团学科发展多院区同时申报的。

采购委员会审议后，根据采购委员会最终决议，形成年度采购计划，分别递交采购部门、档案部门完成立项工作。

第六节　医学装备计划的立项整合与分类

医学装备计划经采购委员会审议立项形成年度采购计划后,在执行立项计划之前,医学装备管理部门应当先对立项计划进行整合与分类。

一、立项计划整合与分类的重要意义

目前,我国医学装备种类繁多、数量庞大、名称及分类属性暂未统一。

(1)立项计划分类整合之后同类项目批量执行招标,可以以量换价,提高招标采购部门的议价能力。例如,超声科的彩超、超声心动室的心超、临床科室的便携超集中论证,统一移交采购部门后,可以整合招标采购,提高医疗机构对投标供应商的议价能力。

(2)立项计划分类整合之后同类项目可以集中邀请专家进行论证,提高项目执行效率。例如,各类有创呼吸机、无创呼吸机、转运呼吸机、双水平呼吸机等设备集中进行参数论证后,就可以集中邀请生命支持类设备方面的专家,既提高了效率也更好地保证了专业性。

(3)立项计划分类整合之后有利于有实力的中标供应商统一提供售后服务,提高医学装备的售后保障。

二、立项计划整合与分类的常用方法

医学装备立项计划根据医疗设备与医用耗材的特点不同,其常用整合与分类方法分别如下。

（一）医用耗材根据招标立项计划类型及招标项目产品适应证、用途、功能等属性进行整合和分类

（1）按产品属性及特征整合分类，如吻合器类、医用缝线类、止血材料类等。

（2）按专科专用医用耗材整合分类，如血管介入类、神经介入类、麻醉类。

（3）按检查或检测项目整合分类，如大便隐血试纸条、HLA 特异性抗体检测试剂等。

（二）医疗设备根据设备的种类进行整合和分类

（1）手术设备类。

（2）手术器械类。

（3）生命支持急救类。

（4）超声影像类。

（5）大型影像类。

（6）消毒灭菌类。

（7）检验实验类。

（8）康复理疗类等。

第四章 医学装备的招标采购

第一节 招标采购类别

一、医学装备招标采购相关管理规范

在医疗设备实际采购中,公立医院资金来源具有多样性。在公立医院设备采购的资金中,除了医院的自筹资金以外,政府财政为推进医院建设和医疗改革也会有专项设备采购的资金拨款。此外,在医院的科研设备的采购中也有横向的设备购买专项经费。

医疗机构招标采购部门根据医学装备部门所提交的采购项目计划,结合项目物资属性、紧急程度、物资单价、采购期限、预算单价、批量采购金额、采购期限、资金来源等信息,进行项目招标采购的方式划分。其中根据资金来源,大致可以归为政府采购、自主采购两种方向,并且所有采购资金全部纳入预算管理,都属于财政性资金,公立医院不再有"预算外资金"这一概念。

以上相关的管理规定主要涵盖于《财政部关于将按预算外资金管理的收入纳入预算管理的通知》(财预〔2010〕88号)规定、现行《政府收支分类科目》的划分、《财政部对十三届全国人大四次会议第8584号建议的答复》(财库函〔2021〕6号),公立医院使用自筹资金和财政拨付资金采购政府采购目录内和政府采购目录外限额标准以上的货物适用于《中华人民共和国政府采购法》及其实施细则;公立医院采购由国家发改委

部门单独立项审批的工程及与工程直接相关的货物,采购预算在100万元及以上项目招投标的,适用《中华人民共和国招标投标法》及其实施细则。

二、医疗机构招采购类型概述

1. 政府采购项目

政府采购是指国家机关、事业单位和团体组织,使用财政性资金采购依法制定的集中采购目录以内的或者采购限额标准以上的货物、工程和服务的行为。政府采购有三类采购对象:货物、服务、工程。其采购形式分为集中采购和分散采购。集中采购未纳入集中采购目录的政府采购项目,应当实行集中采购,委托集中采购代理机构进行采购;分散采购为未纳入集采目录的政府采购项目,采购人可以自行采购或者委托集中采购代理机构以外的代理机构进行采购。

2. 自主采购项目

法律规定的必须招标之外的,且在限额之下的项目,可自主进行采购。

第二节　招标采购方式选择

一、招标采购方式类型概述

根据上节所述的我国公立医院医疗设备采购的方式,主要有政府采购和自行采购两种类型。

政府采购方式主要有8种,分别为公开招标、邀请招标、竞争性谈判、竞争性磋商、单一来源采购、询价、框架协议采购和国务院政府采购监督管理部门认定的其他采购方式。

自行采购方式主要有6种,分别为公开招标、邀请招标、比选采购、竞价采购、谈判采购和直接采购。

二、政府招标采购方式定义及流程

（一）政府采购

1. 公开招标

公开招标是政府采购的主要采购方式,是指采购人按照法定程序,通过发布招标公告,邀请所有潜在的不特定的供应商参加投标,通过某种事先确定的标准,从所有投标供应商中择优评选出中标供应商,并与之签订政府采购合同的一种采购方式。

适用条件:单项采购预算达到400万元的政府采购货物或服务项目必须采用公开招标。

2. 邀请招标

邀请招标也称选择性招标,是由采购人根据供应商或承包商的资信和业绩,选择一定数目的法人或其他组织(不少于3家),向其发出投标邀请书,邀请他们参加投标竞争,从中选定中标供应商的一种采购方式。

适用条件:① 涉及国家安全、国家秘密或者抢险救灾,适宜招标但不宜公开招标的;② 项目技术复杂或有特殊要求,或者受自然地域环境限制,只有少量潜在投标人可供选择的;③ 采用公开招标方式的费用占项目合同金额的比例过大的。

3. 竞争性谈判

竞争性谈判是指采购人或代理机构通过与多家供应商(不少于3家)进行谈判,最后从中确定中标供应商的一种采购方式。

适用条件:① 招标后没有供应商投标或者没有合格标的,或者重新招标未能成立的;② 技术复杂或者性质特殊,不能确定详细规格或者具体要求的;③ 非采购人所能预见的原因或者非采购人拖延造成采用招标所需时间不能满足用户紧急需要的;④ 因艺术品采购、专利、专有技术或者服务的时间、数量事先不能确定等原因不能事先计算出价格总额的。

4. 竞争性磋商

竞争性磋商是指采购人、政府采购代理机构通过组建竞争性磋商小组(以下简称磋商小组)与符合条件的供应商就采购货物、工程和服务事宜进行磋商,供应商按照磋商文件的要求提交响应文件和报价,采购人从磋商小组评审后提出的候选供应商名单中确定成交供应商的采购方式。

适用条件:① 政府购买服务项目;② 技术复杂或者性质特殊,不能确定详细规格或者具体要求的;③ 因艺术品采购、专利、专有技术或者服务的时间、数量事先不能确定等原因不能事先计算出价格总额的;④ 市场竞争不充分的科研项目,以及需要扶持的科技成果转化项目;⑤ 按照招标投标法及其实施条例必须进行招标的工程建设项目以外的工程建设项目。

5. 单一来源采购

单一来源采购也称直接采购,是指采购人向唯一供应商进行采购的方式。适用于达到了限购标准和公开招标数额标准,但所购商品的来源渠道单一,或属专利、首次制造、合同追加、原有采购项目的后续扩充和发生了不可预见的紧急情况不能从其他供应商处采购等情况。该采购方式的最主要特点是没有竞争性。

适用条件:① 只能从唯一供应商处采购的;② 发生了不可预见的紧急情况不能从其他供应商处采购的;③ 必须保证原有采购项目一致性或者服务配套的要求,需要继续从原供应商处添购,且添购资金总额不超过原合同采购金额百分之十的。

6. 询价

询价是指采购人向有关供应商发出询价单让其报价,在报价基础上进行比较并确定最优供应商一种采购方式。

适用条件:当采购的货物规格、标准统一、现货货源充足且价格变化幅度小的政府采购项目。

7. 框架协议采购

框架协议采购是指集中采购机构或者主管预算单位对技术、服务等标准明确、统一,需要多次重复采购的货物和服务,通过公开征集程序,确定第一阶段入围供应商并订立框架协议,采购人或者服务对象按照框架协议约定规则,在入围供应商范围内确定第二阶段成交供应商并订立采购合同的采购方式。

适用条件：① 集中采购目录以内品目，以及与之配套的必要耗材、配件等，属于小额零星采购的；② 集中采购目录以外，采购限额标准以上，本部门、本系统行政管理所需的法律、评估、会计、审计等鉴证咨询服务，属于小额零星采购的；③ 集中采购目录以外，采购限额标准以上，为本部门、本系统以外的服务对象提供服务的政府购买服务项目，需要确定2家以上供应商由服务对象自主选择的；④ 国务院财政部门规定的其他情形。前款所称采购限额标准以上，是指同一品目或者同一类别的货物、服务年度采购预算达到采购限额标准以上。

8. 政府采购项目相关时间节点的时限规定（表4.1）

各医疗机构适当根据采购项目的紧急程度、资金来源、购置体量等条件，来选择最当下最适合的采购方式。

表4.1　政府采购项目相关时间节点的时限规定

采购方式 对比项	公开招标	邀请招标	竞争性谈判	询价	竞争性磋商	单一来源
招标公告、资格预审公告期限	5个工作日			—		
招标文件、资格预审文件的提供期限	自招标公告、资格预审公告发布之日起计算不得少于5个工作日		—		磋商文件的发售期限自开始之日起不得少于5个工作日	—
发布公告至投标（响应）文件提交截止时间	自招标文件开始发出之日起至投标人提交投标文件截止之日止，不得少于20日		谈判文件、询价通知书发出之日起至供应商提交首次响应文件截止之日止不得少于3个工作日		磋商文件发出之日起至供应商提交首次响应文件截止之日止不得少于10日	—

采购方式 对比项	公开招标	邀请招标	竞争性 谈判	询价	竞争性 磋商	单一 来源
采购人对采购 文件/资格预审 文件进行澄清 或修改	招标采购单位对已发出的招标文件进行必要澄清或者修改的,澄清或者修改的内容可能影响投标文件编制的,应当至少在投标文件截止时间15日前。 招标采购单位对已发出的资格预审文件进行必要澄清或者修改的,澄清或者修改的内容可能影响资格预审文件编制的,应当至少在提交资格预审申请文件截止时间至少3日前		提交首次响应文件截止之日3个工作日前,不足3个工作日的,应当顺延		提交首次响应文件截止时间至少5日前,不足5日的,应顺延	—
保证金 退还期限	采购任务取消,招标活动终止的,应当在终止采购活动后5个工作日内退还 投标人在投标截止时间前撤回已提交的投标文件的,采购人或者采购代理机构应当自收到投标人书面撤回通知之日起5个工作日内退还		已提交响应文件的供应商,在提交最后报价之前,可以根据谈判情况退出谈判。采购人、采购代理机构应当退还退出谈判的供应商的保证金		供应商在提交最后报价之前退出磋商的,采购人、采购代理机构应当退还磋商保证金	—

采购方式 对比项	公开招标	邀请招标	竞争性 谈判	询价	竞争性 磋商	单一 来源
	自中标(成交)通知书发出之日起5个工作日内退还未中标人(未成交供应商)的投标保证金,自采购合同签订之日起5个工作日内退还中标人(成交供应商)的投标保证金					
质疑与投诉	对采购文件的质疑:获取采购文件或者采购文件公告期限届满之日起7个工作日内; 对采购过程的质疑:各采购程序环节结束之日起7个工作日内; 对采购结果的质疑:中标、成交结果公告期限届满之日起7个工作日					
确定供应商并发布中标公告	采购代理机构应当在评标(审)结束后2个工作日内将评标(审)报告送采购人					
	采购人应当自收到评标(审)报告之日起5个工作日内,在评标(审)报告确定的中标(成交)候选人名单中按顺序确定中标人(成交供应商)					
	采购人或者采购代理机构应当自中标人(成交供应商)确定之日起2个工作日内,在省级以上财政部门指定的媒体上公告中标(成交)结果					
	公告期为1个工作日					

（二）政府采购模式下常见医院招标采购方式解读

医院的医学装备主要包括货物类和服务类相关范畴,在政府采购模式下公立医院政府采购的主要方式5种,即公开招标、邀请招标、竞争性谈判、询价和单一来源采购,公开招标是政府采购的主要采购方式。各省市公立医院政府集中采购目录和标准由所在地政府颁布,集中采购目录是公立医院编制年度政府采购预算、申报政府采购计划的依据,也是财政、纪检监察、审计等部门实施监督检查的主要内容。

政府集中采购目录以外、限额标准以上的为分散采购。分散采购可以用招标采购,也可以用非招标采购,但达到公开招标的限额标准必须按照国家法律规定进行公开招标,特殊情况不能采取公开招标的,必须经当地财政部门批准同意后才能使用其他采购方式。

1. 公开招标

公开招标是指采购方作为招标方,事先提出采购条件和要求,以向全社会公开发布招标公告的方式邀请众多医疗器械厂商或代理商参加投标,然后由采购方按照规定的程序和标准一次性地从中择优选择交易对象,并与提出最有利条件的投标方签订协议的过程。当前很多医疗设备的采购,都是选择这一种招标方式。

2. 邀请招标

根据《政府采购法》符合以下两种情形之一的可以采用邀请招标法:① 具有特殊性,只能从有限范围的供应商处采购的;② 采用公开招标方式的费用占政府采购项目总价值的比例过大的。

3. 竞争性谈判

竞争性谈判是指采购人或者采购代理机构直接邀请3家以上供应商就采购事宜进行谈判的方式。根据《政府采购法》,符合以下4种情形之一的可以采用竞争性谈判:① 招标后没有供应商投标或者没有合格标的或者重新招标未能成立的;② 技术复杂或者性质特殊,不能确定详细规格或者具体要求的;③ 采用招标所需时间不能满足用户紧急需要的;④ 不能事先算出价格总额的。

4. 询价采购

询价采购是指通过询价的方式,直接向3家以上的供应商询问报价,并进行横向比较,使要采购的器械价格具有竞争性的采购方式。根据《政府采购法》,采购的货物规格、标准统一、现货货源充足且价格变化幅度小的政府采购项目适用该方式。

5. 单一来源采购

根据《政府采购法》,符合以下3种情形之一的可以采用单一来源法:① 只能从唯一供应商处采购的;② 发生了不可预见的紧急情况不能从其他供应商处采购的;③ 必须保证原有采购项目一致性或者服务配套的要求,需要继续从原供应商处添购的,且添购资金总额不超过原合同采购金额的10%。

公立医院政府采购模式简要对比如图4.1所示。

公开招标采购

采购计划公开，凡符合投标条件的生产厂商都可投标

邀请招标采购

以投标邀请书的方式邀请5个以上特定供应商投标

竞争性谈判采购

直接邀请3家以上的供应商谈判，允许二次报价

公立医院政府采购

询价采购

招标信息不公开，采购方询3家以上供应商的价格

单一来源采购

采购部门向唯一供应商谈判购买

图4.1　公立医院政府采购模式

三、自行采购方式定义及流程

自行采购方式主要有6种，分别为公开招标、邀请招标、比选采购、竞价采购、谈判采购和直接采购。

政府集中采购目录以外、限额标准以下的货物、服务和工程的采购为公立医院零星采购或称自行采购。各公立医院对货物的自行采购均制定了各自的采购管理办法，建立了相应的采购管理机构。总体上，医院大型设备大多由公开招标方式采购，而小型设备多由医院自行组织采购。

1. 公开招标

（1）定义：采购人自愿以招标公告的形式邀请不特定的潜在投标人投标，完成非依法必须招标项目的一种采购方式。

（2）适用条件：① 采购需求明确，量化程度较高；② 采购标的具有竞争条件；③ 采购时间允许；④ 采购成本合理。

（3）评审方法：最低价评审法与综合评分法都可适用。

（4）采购程序：资格预审→招标程序→投标程序→开标程序→评标程序→定标程序→签订合同。

2. 邀请招标

（1）定义：采购人直接以投标邀请书的形式、邀请特定的法人、非法人组织或者自然人参与投标的采购方式。

（2）适用条件：① 采购标的因其高度复杂性或专门性只能从数目有限的供应商或承包商处获得；② 审查和评审大量投标书所需要的时间和费用与采购标的价值不成比例；③ 符合招标条件但不宜采用公开招标方式的采购的其他方式。

（3）评审方法：最低价评审法与综合评分法都可适用。

（4）采购程序：招标程序→投标程序→开标程序→评标程序→定标程序→签订合同。

3. 比选采购

（1）定义：比选采购是采购人组建评审小组，对参选供应商提交的响应文件，按照采购文件的要求进行评审，采购人根据评审小组的评审结果，确定成交供应商的采购方式。

（2）适用条件：通常适用于采购人可准确提出采购项目需求和技术要求、市场竞争比较充分的采购项目。

（3）评审方法：最低价评审法与综合评分法都可适用。

（4）采购程序：编制比选文件→编制并发出比选公告或比选邀请函→发售比选文件→比选文件的澄清和修改（如有）→定标程序→签订合同→踏勘现场和预备会（如有）→提交响应文件→组建评审小组→评审小组评审→候选成交供应商公示及公布（如有）→确定成交供应商→成交通知。

4. 竞价采购

（1）定义：竞价采购是采购人对参与竞价的供应商按照采购文件规定的规则和时限多次提交的竞争性报价进行评价排序，并确定成交供应商的采购方式。

（2）适用条件：通常适用于技术参数明确、完整，规格标准基本统一、通用，市场竞争比较充分的采购项目，且通常在电子竞价平台上在线进行。以价格竞争为主的物资出售、权益出让等交易活动,可参照竞价采购方式采购。

（3）评审方法:最低价评审法或者其他评审方法。

（4）采购程序:编制竞价文件→发布竞价公告或竞价邀请→发售竞价文件→踏勘现场（如有）→供应商报价→组建评审小组→平台自动排名→组织价格评审（如有）→确定成交供应商→发出成交通知书→告知竞价结果。

5. 谈判采购

（1）定义:谈判采购是采购人组建的谈判小组与响应采购的供应商依次分别进行一轮或多轮谈判并对其提交的响应文件进行评审,采购人根据谈判小组最终谈判结果及其评审结论,确定成交供应商的采购方式。

（2）适用条件:① 采购人不能准确地提出采购项目需求及其技术要求,需要与供应商谈判后研究确定的;② 采购需求明确,但有多种实施方案可供选择,采购人需要与供应商谈判从而优化、确定实施方案的;③ 采购项目市场竞争不充分,已知潜在供应商比较少,或采用招标、比选方式采购的项目,采购过程中提交投标（响应）文件或者经评审实质性响应招标（采购）文件要求的供应商不足3家的。

（3）评审方法:最低价评审法与综合评分法都可适用。

（4）采购程序:编制谈判文件→编制并发出谈判公告或谈判邀请函→发售谈判文件→采购文件的澄清和修改（如有）→踏勘现场（如有）→提交响应文件→组建谈判小组→谈判及评审→候选成交供应商公示及公布（如有）→确定成交供应商。

6. 直接采购

（1）定义:直接采购是采购人组建谈判小组与某一特定供应商进行谈判,采购人根据谈判结果直接签订合同的采购方式（直接采购前需具有采购单位的完整审批程序,符合直接采购的条件）。此种采购方式要求采购人在采购项目需求的技术、经济等方面具有物有所值的评价能力。

（2）适用条件:① 只能从唯一供应商处采购的,包括需要采用不可替代的专利或专有技术的;② 为了保证采购项目与原采购项目技术功能需求一致或配套的要求,需要继续从原供应商处采购的;③ 因抢险救灾等不可预见的紧急情况需要进行紧急采购的;④ 为执行创新技术推广运用,提高重大装备国产化水平等国家政策,需要直接采购的;⑤ 涉及国家秘密或企业秘密不适宜进行竞争性采购的;⑥ 潜在供应商与采购人存在控股或者管理关系,且依法有资格能力提供相关货物、工程或服务的;⑦ 同一集团内部各成员单位采购结果的共享;⑧ 其他符合有利于项目实施情形的。

(3)评审方法:其他评审方法,采购人应当组织具有相关经验的专业人员与供应商商定合理的成交价格并保证采购项目质量。

(4)采购程序:编制谈判文件→发售谈判文件→组建谈判小组→谈判及评审→确定成交供应商→成交通知。

第三节　招投标文件的制作

一、招标文件制作基本原则

(一)遵循采购项目的性质和适用的法律规定

因采购单位的性质、项目的资金来源、类型及规模各有不同,所适用的法律体系及政策也大相径庭,编制采购文件时,采购单位首先应考虑适用法律法规的要求,一切需求均应建立在合法合规的基础上。

(二)结合采购项目各类属性的实际条件

根据项目的行业领域、类型规模、采购预算、技术参数等信息,合理编制采购文件,依然要遵循公开、公平、公正的原则,相关条款的设定要清晰、合理。

1. 行业领域

不同的行业领域具备自身的特点、特征及需求,只有切实了解采购人或采购项目所属行业的相关需求特性,招标文件的各项条款设定才能更加切合采购项目的实际需求。

2. 项目类型规模

业务人员应根据采购项目类型,结合采购规模来设定采购项目的资格要求、评分办法及采购文件的其他实质性条款。

3. 技术参数及采购预算

采购标的物的技术参数及预算一般由采购人设定,直接反映了采购人对标的物的质量要求及投入成本,通常两者成正比关系。如预算金额及技术参数要求较高,则采用综合评分法等能够反映标的物质量差距的评分方法;如预算金额有限,且技术参数要求一般,或采购标的物为统一规格、型号的货物,则使用最低价评分法更有利于采购人节约成本。编制文件时应对标的物的市场行情及基本技术参数具备一定了解。

二、招标文件制作要点

（1）招标文件中不得在无任何理由的情况下,含有对某一特定的潜在投标人有利的技术要求。

（2）设备的采购方在编制招标文件技术要求时,只能提出性能、品质上的要求,及控制性的尺寸要求,不得提出具体的式样、外观上的要求,避免使用某一特定产品或生产企业的名称、商标、目录号、分类号、专利、设计等相关内容,不得要求或标明特定的生产供应者以及含有倾向或排斥潜在制造商、供应商的内容。

（3）在编制技术要求时应慎重对待商标、制造商名称、产地等的出现。

（4）招标文件至少应包括以下内容:

① 投标邀请书;截止日期,标前澄清会时间,开标时间、地点。

② 投标人须知(注意事项)。

③ 合同条款。

④ 投标文件格式(招标人固定投标格式)。

⑤ 技术条款及技术参数要求。

⑥ 评分标准和评分办法。

⑦ 澄清或修改文件。

三、投标响应文件的制作流程

（一）投标文件的响应准备

（1）资料准备。

（2）研读标书：投标书是以招标书作为依据，必须按照招标书的内容逐条响应。

（3）提出疑问：根据招标文件的要求，在规定答疑时间之前将疑问向招标人提出；招标文件前后不相符之处、概念模糊之处、无法理解的条款。依据招投标法、政府采购法等法律文件，提出招标文件中歧视性、排他性条款及对本单位不利的条款。

（4）编排目录：根据招标文件的要求和条件，列出投标书目录。如招标文件有所要求，则严格按照招标书要求进行编排标书的内容顺序，不允许脱离招标文件根据自己的意图去编排标书内容。若没有要求，方可自行编排。根据招标文件中的"投标文件的组成"，直接复制、粘贴搭建最基本的目录"框架"，其先后顺序按照招标文件要求不允许变动。没有"投标文件的组成"的招标文件，需要根据招标文件提供的投标文件格式及自己的以往的投标经验来编排目录。根据招标文件中的商务要求、技术要求等进一步丰富标书目录。根据评分依据中的评分细则，对标书的目录再一次的丰富和优化，这也是便于评委在评标的时候能从标书目录中快速找到相对应的内容进行评分的依据。

（二）投标响应文件的制作规范

1. 总体要求

（1）标书结构。一般标书的结构包括商务部分、技术部分、报价部分（招标文件特殊要求格式除外）。

投标响应文件整体结构的考虑，首先应根据招标文件的要求拟定本次投标文件的整体关于商务和技术部分章节的名称和大致内容要求，一定要按招标文件的要求内容依次进行编排并填充相应内容，以充分说明己方能够满足招标方的要求。

（2）对招标方的商务要求。例如产品品牌、型号、规格、数量、交货期等以及投标方所需的资质条件能否满足招标方要求。

（3）对招标方的技术要求。哪些产品不能满足，应及时提出来，以便研究如何投标。

2. 分项要求

（1）商务部分：一般包括投标说明、厂家介绍、业绩、合同、产品授权书、法人授权书、三证、资格证书、交货期、付款方式、售后服务、承诺书、商务偏离表、商务应答、备品备件专用工具清单等，要严格按照标书内容要求及顺序编写。

商务部分文件的编排应注意：

① 成功案例。要将主要业绩（案例图片）放在突出位置。

② 资质文件。检查有效性，避免放错文件或者放入过期文件。

③ 厂家授权。先扫描后原件寄送投标单位，注意快递时间。

④ 业绩合同。注意合同金额、时间是否要体现，原则上体现高价。

（2）技术部分：包括投标设备技术说明、图纸设计、技术参数、产品配置、技术规格偏离表，技术力量简介、安装施工方案、产品质量、产品简介、产品彩页等等，要严格按照标书内容要求及顺序编写。

技术部分应注意的地方：

① 抓重点，不必要太详细，要有针对性介绍，根据招标要求是否要提供产品彩页、截图界面。

② 供应商的优点和长处一定要表述清楚并放到突出位置，一般情况下，放在技术部分的前部，以提升产品形象。

③ 审核产品技术参数、技术性能的表述是否满足招标方的技术要求。

④ 审核技术差异表的编排内容是否合理准确，有无遗漏或者多余的。

⑤ 审核技术部分编排顺序是否符合招标方的要求及其是否合理。

⑥ 审核有无多余或者不足的文件需要剔除和补充。

（3）偏离表的制作说明。偏离说明：正偏离、负偏离、无偏离。

① 如投标产品的技术指标优于采购要求即为正偏离,反之为负偏离,符合采购要求即为无偏离。

② 要完全响应或者超越其要求,绝对不能填写满足不了的参数,一定要让参数相对应,不可串行。

③ 多写正偏离,换种语言文字描述,写明投标产品的技术参数特点、产品优势。

④ 正偏离描述要加粗或用其他醒目符号,如★▲。

(4)报价部分注意事项:

① 一定要有报价一览表(总价)、分项报价表。

② 报价表中设备名称、品牌、型号、数量、参数等是否与招投标文件一致。

③ 大小写是否正确,同时数目是否相符。

④ 注意报价表中货币单位前后一致,是否按照招标文件要求。

⑤ 格式一定要和招标方要求的格式一样。

⑥ 要多打印几份空白报价备用。

(5)目录编排。

① 初次目标编排:根据招标文件的要求,初步编写投标文件目录;为了方便收集投标书的资料。对评分点、控标点、优势应在初步目录中标注,其目的是让标书制作者重视该部分文档。

② 后期编排:按事先拟定好的投标文件目录,对正文内容的标题设置为标题1、标题2、标题3、标题4等,然后自动生成投标文件的目录,对目录设置大小字体格式、行间距等。

③ 目录尽量做到详细明了,便于评标者迅速查找关键点。

④ 若要提交电子版的投标文件,需设置好目录索引。

⑤ 有盖章的扫描件图片需设置灰白。

⑥ 在制作标书过程中要时刻保存,文件命名清楚明了。

(6)互审标书。

① 在标书电子版制作完成后,让参与人员进行互审,对错误的地方进行指正修改,并通报各个组员以防重复出现错误。

② 正本制作:正副本内容一致,正本是整个招标的依据,所以要审

慎再三,方可打印。

③ 字体、格式是否统一。

④ 审查报价产品明细是否符合招标产品需求明细(包括产品型号和数量),分项(分包)报价是否符合和正确,这点一定要仔细查对。

⑤ 审查报价表中的分报价和总报价的计算、大小写是否正确,报价表、投标一览表、投标函中的报价大小写是否一致,进行仔细核对和校对。

⑥ 审查开标文件书写格式是否与招标方的要求一致。

⑦ 互审过的文档要重命名,例如"**11""**22""**最终"。

⑧ 各个文档要详细命名,并存放清楚。

(7) 标书打印、装订。

① 打印标书,按招标文件要求打印标书正本、副本、封面,封条,报价一般在公司打印即可。

② 需检查排版是否有错乱,确认后才可打印。

③ 错误的纸质文档应带回公司进行作废处理。

④ 图片需彩打,其他文本黑白即可。

⑤ 认真核对有无缺页、夹页、顺序颠倒、页面倒转现象。

⑥ 对于大项目需打印一份给投标代表使用。

⑦ 打印后需及时彻底删除文档。

⑧ 按照招标文件要求和实际情况,进行打孔装订或胶装。

(8) 标书签字盖章。

① 需签字处:含授权书、法定代表人、投标代表签字。

② 需盖章处:骑缝章、封面、封条、报价表、投标单位名称、"与原件一致"、签字处。

③ 注意:根据招标文件要求盖章;公章需盖正清晰,若一个不明显,需重新再盖一个,且两个不能重叠一起;在密封条上盖章尽量一半在密封条上一半在密封袋上。

(9) 标书最后审查。

① 审查是否有漏签字、漏盖章处。

② 招标文件要求的文档资料是否有效齐全。

③ 是否需要将原件、彩页放入标书中。

④ 标书中是否有其他未发现的错误。

（10）文件的密封。

① 按招标文件要求将正本、副本、报价文件单独密封文件进行单独封装，在文件袋封面和"于×××时之前不得启封处"等加盖公章。

② 若需要提交电子版本，将电子版资料（U盘或光盘等存储）和正本一起封装。

③ 如有条件的话可以单独制作一个投标专用箱将所有文件装在一起，既方便又美观。

④ 封口：在未得到项目负责人或投标代表同意的前提下，投标文件封口不得密封。应贴好双面胶及盖好骑缝章后预留封口，由授权代表整理后自行密封。

⑤ 如招标文件要求使用电子标方式进行开评标，投标人需在投标截止时间之前将电子版文件编制好上传至相应的投标电子平台，待开标时间到，进行线上电子解密文件。

（11）其他注意事项。

① 日期：一般写从购买标书日起至投标当日，其他日期不行。

② 每一级标题之后需落款，供应商、授权代表、日期（根据招标文件和排版美观而定）。

③ 需要投标代表签字和法定代表人签字的，不能用印刷体。

④ 对于是扫描文件的，需插入"与原件一致"字样。

⑤ 对于有手写处、供应商名称、"与原件一致"需盖公章。

第四节　招标项目技术参数的制定与审核

一、招标技术参数的定义

医学装备技术参数是招标文件的重要组成部分，是在招标采购中供投标企业详细了解医疗机构采购需求的重要内容。其具体包括功能描述、技术指标（参数）、配置、功能扩展（可选）、备件、附件及维修工具、安装条件、交货及验收要求、技术服务和质保期服务要求等。

二、技术参数制定的原则

在医学装备招标采购的实际工作中，为了既合理合法合规拟定技术参数，又最大限度地满足使用科室对医学装备适用性、合理性、经济性等要求，医学装备管理部门要在扎实做好市场调研、提升综合业务能力、加强法律法规学习的基础上，组织专家进行充分讨论及严格的审核，应遵循以下几条原则：

1. 技术参数一定要明确、全面

医学装备参数制定和论证时，一定要明确招标产品的临床适应证及适用范围；关键指标或性能一定要明确写出，语言描述要言简意赅，能全面概况招标项目需求。但全面并不代表面面俱到，对于不必要的描述或具有品牌倾向性的参数一定要给予剔除。

2. 遵循公正、公平的原则，不得具有倾向性

进行参数制定和论证时，这个原则要放在第一位，否则就违反了《政府采购法》及相关法律法规，原则上必须满足3家以上供应商才能符合参数要求。

要合理设置关键性技术条款。从产品设计的角度分析，产品有关键特效、重要特效，对决定产品关键、重要特效的指标可列为关键指标，作为技术评审的技术否决条款。技术否决性条款不仅包括技术指标，还可把其特定功能、原理、配置及履约能力设置为关键性技术条款。关键性条款是技术要求的少数条款，不宜太多。

3. 设定的技术参数要有据可查

医学装备技术参数中涉及的专业数据或指标，一定要有据可查证，可以通过产品注册证或者检验报告甄别真假。

三、技术参数制定的流程

医疗机构应当建立医疗设备年度计划采购参数论证、审核流程，主

要包括发布预采购公告、科室参数提交、召开座谈交流会、制定初审参数论证表、"4+1"专家论证、完成初审参数审批表。

1. 发布预采购公告

在医疗机构官网根据计划整合分类分批发布预采购公告，公开邀请具备相关项目代理资质的供应商提供产品性能介绍、技术参数、市场价格、医疗器械产品注册证、公司资质证照等资料，整理后分发给相关申请科室及科室分管工程师。

2. 科室参数提交

告知申报科室采购委员会批复项目，并及时提交参数。科室对采购委员会批复通过的项目应结合科室实际需求，参考供应商提交的资料，做好市场调研，并制定科室参数。该参数须经科室集体讨论，不具有倾向性、排他性和限制性（单一来源的参数科室应当从临床技术需求或产品市场情况方面提出特别说明）。

3. 召开座谈交流会

在充分收集预采购公告的项目资料之后，医学装备管理部门邀请提供资料的供应商召开座谈交流会，与临床工程师面对面交流项目的技术参数中的重点条款与疑难信息。年度计划参数论证的预采购公告及座谈交流会模式，使年度计划参数论证过程更加公开、公平和公正，提高了技术参数的客观性和合理性，使采购工作更加高效和规范。技术参数交流座谈会提供了临床工程师与供应商进行技术参数面对面深入交流的平台，有力提升了临床工程师对医学装备技术参数和操作性能的掌握水平。

4. 制定参数初审论证表

分管工程师结合计划立项预算、功能定位、科室参数需求以及通过预采购公告和座谈交流会收集到的相关品牌技术参数、性能指标等资料信息，对科室参数是否存在倾向性、排他性或限制性条款进行初审，完成初审参数论证表。

5. "4+1"专家论证模式

根据2020年国家卫生健康委《关于进一步规范和加强政府采购管理工作的通知》（国卫财务函〔2020〕250号）及相关采购管理规定的要

求,为了进一步确保参数论证的公平性、专业性,尤其是对于大型医疗设备,应当在参数论证时邀请4位院外医学工程专家和1位法律顾问,对初审参数进行论证,同时可邀请医疗机构审计、计财部门参加并进行监督,做好参会专家的签字记录(格式如表4.2所示)。

表4.2 初审参数论证表

一、物资基本信息

计划编号:

计划类型:

申购科室:

申购名称:

批复数量:

批复预算:

二、初审技术参数:

1.……

2.……

以上参数经论证会专家审核,符合招标参数要求。

参数审核专家签名:

姓名	单位/身份证号	职务	联系方式	签名	签名时间

法律顾问签名:

6. 完成初审参数审批表

为确保采购需求合规、完整、明确、规范,在完成了初审参数的专家论证后,进行初审参数院内审批,明确项目预算、市场调研、技术参数等内容,并按分管工程师、医学装备管理部门、分管院长逐级审批。审批完成后,整理相关资料文件,移交招标采购部门。

第五节　潜在供应商资格审查

一、资格审查的定义

资格审查是指招标人对资格预审申请人或潜在投标人的经营资格、专业资质、财务状况、技术能力、管理能力、业绩、信誉等方面评估审查,以判定其是否具有参与项目投标和履行合同的资格及能力的活动。资格审查既是招标人的权利,也是招标项目的必要程序,它对于保障招标人和潜在投标人的利益具有重要作用。

潜在供应商是指有能力向采购人提供符合其特定技术规格要求的货物、工程和服务的法人、其他组织和自然人。当采购人就特定采购项目发出采购需求要约后,所有有能力应约的供应商都是潜在供应商。

二、资格审查的形式

资格审查分为两种:一种是对潜在供应商的资格审查,称之为资格预审;另一种是在评标完成后,对潜在供应商的资格审查,称之为资格后审。资格审查是招标方对投标方承担某一项目供货能力的评估。

三、资格审查的程序

1. 资格预审

招标人通过发布招标资格预审公告,向不特定的潜在投标人发出投标邀请,并组织招标资格审查委员会按照招标资格预审公告和资格预审文件确定的资格预审条件、标准和方法,对投标申请人的经营资格、专业资质、财务状况、类似项目业绩、履约信誉、企业认证体系等条件进行评审,确定合格的潜在投标人。资格预审的办法包括合格制和有限数量制,一般情况下应采用合格制,潜在供应商过多的,可采用有限数量制。

资格预审适用范围:资格预审可以减少评标阶段的工作量、缩短评标时间、减少评审费用、避免不合格投标人浪费不必要的投标费用,但因设置了招标资格预审环节,而延长了招标投标的过程,增加了招标投标双方资格预审的费用。资格预审方法比较适合于技术难度较大或投标文件编制费用较高,且潜在投标人数量较多的招标项目。

2. 资格后审

资格后审是作为招标评标的一个重要内容在组织评标时由评标委员会负责的,审查的内容与资格预审的内容一致。

资格后审适用范围:资格后审方法可以避免招标与投标双方资格预审的工作环节和费用,缩短招标投标过程,有利于增强投标的竞争性,但在投标人过多时会增加社会成本和评标工作量。资格后审方法比较适合于潜在投标人数量不多的招标项目。

第六节　招投标流程

一、招投标流程

(1) 首先招标人需要确定招标方式(公开或邀请),然后招标人根据实际情况,可以选择自行或委托代理公司代理招标并备案。

(2) 招标人发布招标公告,公告不少于5个工作日,或者邀请不少于3家单位投标。

(3) 招标人发布资格预审文件并向投标人发放,投标人获取并接收资格预审文件,投标人按照资格预审文件填报,并完成后转交给招标人,招标人接收后,及时确定合格投标人,并向合格投标人发送资格预审通知书,投标人需要及时确认并回复给招标人。

(4)招标人仔细编制招标文件,编制的招标文件应符合我国招投标法有关规定,编制完成后,开始发布招标文件。

(5)投标人购买招标文件,并开始准备编制投标文件,在编制投标文件时,需要配合招标人进行现场勘察,发现现场实际问题,并进行准确报价。

(6)招标人组织召开投标预备会(投标预备会主要就是组织答疑等有关投标事情),投标人按照规定的时间参加。

(7)投标人现场进行投标,开始唱标(唱标就是宣讲自己投标单位、投标金额,并确认报价),并选择是否二次降价或者弃标,有无更改等变化。

(8)招标人的评审专家开始进行评标,所谓评标就是评标专家按照招标所列资质及打分项目对所投标的单位进行技术标、商务标等分别逐项打分,并记录资料、留存,经评标专家对所有投标人依次打分,最后汇总加权平均值,计算出最高分者为中标人,此时招标人需要向中标人发出中标通知书,同时也需要向未中标人发出中标结果通知书(注意中标和未中标单位均需要通知到位)。

(9)最后与中标人谈判、签订本项目书面合同,作为此项目的双方约定文件,此部分很重要。

二、注意事项

(1)阅读采购公告。要尤其注意采购公告提及的时间节点以及一些资质、产品的要求,以免造成响应无效。

(2)获取采购文件。要严格按照采购公告规定的时间节点,同时获取采购文件。

(3)编写响应文件。响应文件的编写要严格按照招标(采购)单位提供的要求和格式,不能有缺漏。特别要注意的是要加盖单位公章的地方不能有遗漏。按照采购文件的要求进行提交(电子标须按照操作流程线上提交/纸质标须按照要求密封)。

(4)开标。一定要按照响应文件规定的时间节点及要求缴纳保证金(如需)并递交响应文件。

第七节　招标专家谈判技巧

一、适用于商务谈判的范围及前期准备

采购人或代理机构通过与多家供应商(不少于3家)进行谈判,最后从中确定成交供应商的一种采购方式。其核心:一是要有竞争(参与谈判的供应商不少于3家),二是要有谈判(即最终的结果必须要在谈判的基础上确定)。

1. 做好谈判准备

谈判前应了解标的物的相关信息包括但不限于市场价格、产品在本地市场的供需情况、供应商情况、价格底线与上限,以及其他谈判目标。

2. 明确谈判对象

谈判前,应了解和判断谈判方的权限。谈判现场接触的对象可能有业务代表、业务各级主管、经理、副总经理、总经理甚至董事长,依供应商的企业规模而定。这些人的权限各不相同,应尽量避免与无权决定事务的人谈判,以免浪费时间,同时也可避免事先将本方立场透露给对方。

二、谈判环境营造

1. 选择谈判地点

应尽量选择在采购单位进行谈判,有助于提高采购活动的透明度、杜绝个人交易行为,帮助采购人创造谈判的优势地位。在自己的地盘上谈判,除了有心理优势外,还可以得到其他同事、部门或主管的必要支

援,同时节省时间和旅行开支,提高采购人自己的时间利用率和工作效率。

2. 对等原则

不要单独与一群供应商谈判,谈判时应注意"对等原则",即我方人数与级别应与对方大致相同或多于对方谈判人员数量,形成人数优势,给谈判方造成心理压力。

三、谈判战术及策略

1. 隐藏兴趣,保持怀疑

谈判开始前,对方的期待值会决定最终的交易条件。在谈判的每一分钟,要一直持怀疑态度,不过度表露内心的看法,不要流露与对方合作的兴趣,对供应商第一次提出的条件,有礼貌地拒绝或持以反对意见,使对方产生心理负担,降低谈判标准和期望。

2. 放长线钓大鱼

有经验的采购员会想办法知道对手的需要,因此尽量在小处着手满足对方,然后渐渐引导对方满足采购人员的需要。

3. 主动询问,仔细聆听

善用咨询技术,"询问及征求要比论断及攻击更有效",而且在大多数的时候,供应商在他们的领域比采购人更专业,通过询问,获取更多市场信息。应以"开放式"的问话方式,让对方尽量暴露其立场。一般而言,采购人应尽量让供应商表达观点,从他们的言谈举止之中,判断他们的优劣,了解他们的立场。

4. 尽量从对方的立场说话

很多人误以为在谈判时,应赶尽杀绝,毫不让步。但事实证明,大部分成功的采购谈判都要在彼此和谐的气氛下进行才可能达成。在相同交涉条件上,要站在对方的立场上去说明,往往更有说服力。因为对方更会感觉到:达成交易的前提是双方都能获得预期的利益。

5. 以退为进

谈判过程中,有些情况可能超出采购方谈判人员的权限或知识范围,此时不应该操之过急或装出自己有权或了解某事,做出不应做的决定。应请示领导或与同事研究弄清事实情况后,再答复或决定。

6. 强调己方优势

采购人应强调自身的发展及目标,让供应商有热忱、有兴趣。不要过多谈及己方弱势点。在肯定供应商的同时,指出供应商存在的问题,促使供应商调整自我定位。

7. 强调数据

充分运用准确的数据分析,如销售额、市场份额、品类表现分析等,进行横向及纵向的比较。用事实说话,避免供应商夸大事实。

8. 控制谈判时间

预定的谈判时间一到,应立刻结束谈判,让对方紧张,做出更大的让步。同时,约谈其竞争对手,增加其心理压力。

第八节 招标专家评标过程

一、总体要求

评审专家应当坚持公平、公正及诚实、信用的原则,独立、客观、真实、公正地提出评审意见,并对自己的评审意见承担责任;评审专家在评审活动中发现有供应商及其他单位或人员有违法违规行为的,应及时加以制止,并向采购人和采购代理机构报告;评审专家应当遵守法律法规有关的保密制度和回避制度。

二、评标专家的抽取、评标专家的入选条件及专家考评内容

专家抽取遵循《评标专家和评标专家库管理暂定办法》,本办法适用于评标专家的资格认定、入库及评标专家库的组建、使用、管理活动。

入选评标专家库的专家,必须具备如下条件:

(1)从事相关专业领域工作满八年并具有高级职称或同等专业水平。

(2)熟悉有关招标投标的法律法规。

(3)能够认真、公正、诚实、廉洁地履行职责。

(4)身体健康,能够承担评标工作。

(5)法规规章规定的其他条件。

专家库的专家考评内容详见表4.3。

表4.3　专家库专家考评内容

序号	考评内容
1	迟到、早退或过程中擅离职守,影响评标正常开展的
2	个人信息未及时按规定变更,导致专家抽取时未被回避的
3	在评标期间谈论与评标无关的话题、使用无关软件、无故拖延评标时间,或催促评标进程,可能导致评标工作质量下降的
4	评标报告及相关材料中,应签字、填写、说明的部分未按要求书写的
5	无正当理由,任意要求提高评审费、交通补助的
6	其他违反规定但未造成后果的
7	确认参加评标后,无正当理由不参加评标且未事前请假的
8	未按招标、采购文件中规定的评标方法和标准打分的
9	不配合监督人员提出的合理监管要求的
10	因评标业务不熟练或电子评标软件使用不熟练,不能胜任评标工作的(如需)
11	未按要求存放或者擅自使用通信工具,或采用其他方式泄露与评标有关内容的
12	以明示或暗示的方式发表倾向性或诱导性意见,影响其他评委独立打分的
13	评标期间,擅离职守、与他人争执、提出不合理要求,并影响评标程序正常进行的
14	因评标失误导致重新评审,对评标结果造成实质性影响的
15	其他违反规定并造成一定后果的
16	透露对投标文件的评审情况、中标候选人的推荐情况以及与评标有关的其他情况的
17	具有法律规定的应当回避的情形而未主动回避的

序号	考评内容
18	以虚假材料骗取评标专家资格的,委托或代替他人评标的
19	私下接触投标人,收受投标人财物或其他好处的;接受任何单位或个人明示或暗示提出的倾向性或诱导性意见,排斥特定投标人的
20	其他违法行为的
备注	

三、具体要求

1. 做好充分的评标准备

在评审前应注意做好评标前的准备工作,包括推选有经验的评标专家为组长;根据专业、人数等进行分工;将采购文件及附件、澄清答疑进行汇总;在研读采购文件等资料时,标记重要条款,尤其是可能导致响应无效的条款。评分标准不够细化的则要先细化,否则不同评委之间的评审结果会出现很大分歧,此时不仅会浪费时间,且很难调整。将所有响应文本分类整理,并确保在评审过程中始终保持一定的次序。

2. 评审中做好充分讨论

评审中应充分讨论,让评标委员会成员分别发表自己的观点。充分讨论有助于防止个别评委未仔细阅读采购文件就进行评审而造成的失误,能防止个别评委在评审中的片面性和主观性,能统一评审的标准(包括评分标准、无效标的界认),并最终确保评审公平、公正、合理、科学。

3. 先评可能导致响应无效的部分

当评审包含多个包次(标段)或有很多供应商参加的项目时,可能需要面对几百份响应文件,故确保评审效率很重要。可以选择文件中可能导致响应无效的部分先予评审。通常,只要有一项不合格、不满足或不可行,整个响应文件就会被否决。

4. 无效标的复核、共同确认

无论采购文件是否规定主审、复审,涉及无效标的,每一位评委必须亲自确认响应文件被否决的结论(包括依据、理由及其表述)。若不能达成共识,则投票表决,在投票时,组长或有经验的评标专家应提醒表决是记名的。分歧的两方中只要有一方的理由是充足的,即使这一方仅占少数甚至只有一位评标专家,那么只要表决是记名的,其他评委也会慎重考虑做出最后的决定。

第九节　投诉与处理

一、受理异议(质疑)的范围

(潜在)供应商或其他利害关系人认为招标采购活动中存在违法或者违反诚实信用、公平公正原则的,可以向采购人或采购代理机构提出异议。

二、受理异议(质疑)的形式要件

采购人或采购代理机构应当在采购文件中事先对提出异议(质疑)的主体、提出异议(质疑)的方式、异议(质疑)期限做出规定,即供应商或其他利害关系人应当于何时提出异议(质疑),以敦促供应商在规定时间内及时提出异议(质疑),不影响项目实施进度。

三、关于招标(采购)项目异议(质疑)的处理

1. 政府采购项目

采购人委托采购代理机构采购的,供应商可以向采购代理机构提出询问或者质疑。供应商认为采购文件、采购过程和中标、成交结果使自己的权益受到损害的,可以在知道或者应知其权益受到损害之日起7个工作日内,以书面形式向采购人提出质疑,采购人应当在收到供应商的书面质疑后7个工作日内做出答复,并以书面形式通知质疑供应商和其他有关供应商,但答复的内容不得涉及商业秘密,做出答复前,应当暂停招标投标活动。采购人委托采购代理机构采购的,供应商可以向采购代

理机构提出询问或者质疑。

2. 自主采购项目

潜在供应商或者其他利害关系人对资格预审文件有异议的,应当在提交资格预审申请文件截止时间2日前提出;对采购文件有异议的,应当在投标截止时间10日前提出。采购人应当自收到异议之日起3日内做出答复;做出答复前,应当暂停招标投标活动;供应商对开标有异议的,应当在开标现场提出,采购人应当当场做出答复,并制作记录;供应商或者其他利害关系人对依法必须进行招标的项目的评标结果有异议的,应当在中标候选人公示期间提出。采购人应当自收到异议之日起3日内做出答复;做出答复前,应当暂停招标投标活动。

四、招标(采购)项目异议(质疑)案例

【案例1】　某商业体的空调机组招标,招标文件中投标人资格条件规定有以下要求:"投标人须具有经美国制冷空调及供暖协会,即ARI(美国)认证的选型软件。压缩机为卧式半封闭式双螺杆结构",该项目的招标公告发布后,连续收到不同投标人的异议函,提出国内的空调机组是成熟产品,投标人需要具有美国认证的选项软件,显然不合常理,另外国内有些知名产品的压缩机的组成形式,有立式、卧式,或半封闭、全封闭,或单螺杆、双螺杆结构的不同组合,招标文件如此规定,将国内一些产品销售量排名数一、数二的企业排斥在外,显然存在歧视性条款之嫌。

招标代理机构收到异议后,曾组织行业专家对招标文件进行复审,专家建议该类设备的招标文件不应具体规定结构形式,更没必要要求投标人需具有ARI的认证软件,应注重对空调机组的性能指标、适用广泛性、能效比、故障率以及维修保养等后期投入方面进行评价优选。

【案例2】　某医院数字拍片机,招标文件设置了"球管阳极旋转速度,必须满足××××rpm"作为主要技术指标。A公司是一家贸易公司,实际未对其代理的投标设备了解清楚,在投标文件中简单表示响应招标文件要求,其价格合理,获得预中标资格。项目的中标候选人公示

期间,异议人 B 提出第一中标候选人 A 无法满足招标文件这一重要指标。

据调查,招标文件按照 B 公司的设备指标撰写,A 公司在向其代理的制造商询问后了解到其投标设备转速仅略低于招标文件的这一规定指标。B 公司深知唯有自己一家满足招标文件要求,报出高价后未中标,遂提出异议,并投诉至招投标行政监督部门。项目投诉处理期间请专家论证,认为招标文件引用某一投标人的设备指标不妥,实际应用时,该转速指标的上下一定范围内均能满足使用需求。

【案例3】 某酸洗线设备招标项目,中标候选人公示期间收到异议函,提出第一中标候选人与招标人存在利害关系。经调查:第一中标候选人为项目的工厂设计单位,项目前期曾参与业主单位组织的与异议人之间进行的多次技术交流,并在技术交流会议的签到表中签名。

招标代理机构最初认为,第一中标候选人参与工厂设计的交流与本次设备的招标内容不尽相同,评标结果并无问题。该异议人最后投诉至招投标行政监督部门,行政监督部门根据《招标投标法实施条例》第三十四条"与招标人存在利害关系可能影响招标公正性的法人、其他组织或者个人,不得参加投标"的规定,认为本项目的工厂设计单位参与投标,实质上与招标人存在利害关系,最终判定中标无效。

【案例4】 某磁强计设备招标,招标文件引用了投标人的某项设备特点(未作否决投标条款)。投标人由于与项目单位技术人员前期交流情况较好,自以为应该中标,报价很高,未获得中标后提出异议,认为只有自己满足招标文件描述的设备特点,应该中标。

实际上其并未理解招标文件,该设备特点在使用时并非必要,可允许其他形式替代。招标是一项综合技术和价格的竞争过程,投标人片面的理解,意图通过异议,获得中标机会。

【案例5】 某激光扫描仪设备招标,异议人根据第一中标候选人网上发布的彩页数据主观推断其参数指标有问题,在向招标机构提交异议函的同时,向多个相关部门递交投诉和异议函。

在对此异议、投诉的处理时,因该设备非市场上常见类型,代理机构只能为此从大学聘请专家教授来进行核实和评判,确认投诉人的推断方式不正确，并向其当面说明。在花费大量人力财力后，最终确认第一中标候选人的投标设备满足招标文件要求。

【案例6】 某矿用设备招标，在中标候选人公示阶段收到投标人的异议函，对第一中标候选人的业绩表示异议，经复查，第一中标候选人在其投标文件中提供了一份其他项目设备招标的中标通知书，作为其业绩证明。

为核实该业绩的真实性，招标代理机构向发出该项目中标通知书的另一家招标代理机构进行了查询，查询结果为预中标人篡改了中标通知书中的设备型号，伪造业绩。据此取消了该投标人的中标资格，避免了选择不合格中标人的招标结果。

第十节　招标采购的内控管理

一、合理界定和划分采购项目物资分类

医院物资品种巨大，种类繁多，结合各类物资的功能用途、财务结算模式等，按照目前大多数医疗机构所涉及的物资范围，大致可以分为6大类：医学装备类、医用耗材类、基建工程类、后勤物资类、信息类、服务类。

二、明确界定和划分采购物资的供应期限

医疗机构在招标采购物资的过程中，要充分考虑单次采购、批量采购、渠道采购等方式等所适用的规定和方式，同时对于招标项目的后续执行频次及供应期也列出了相应明确的划分和界定，便于在符合采购限额的基础上，灵活地进行渠道供应的方式，锁定供货价并以量换价，避免反复或重复招标采购导致的资源的浪费、成本的升高等问题。比如，单次采购适用于50万和10万元以上，通过国内公开招标和比选招标的采购项目；3年供应期采购适用于10万元以下，通过比选招标的采购项目；

另外针对医用耗材,高值耗材执行2年期采购供应期(或国家及省带量采购时限),低值耗材及检验试剂执行3年采购供应期;其他类型物资均有相应的采购期限执行规定。

三、强化招采管理过程中监督和管控

1. 招标采购会议组织形式

根据内控制度的要求,参与招标评标的人员组成架构中,明确监督范围、专业方向、职能分工,根据不同的招标方式,对参与招标评标的人员可进行不同形式的部署。

2. 招标采购项目流程节点控制

根据内部控制实施原则和要求,业务流程风险入手,进行目标设定、风险识别、风险分析、风险应对,形成相应的国内公开招标、自主招标流程环节控制。

3. 招标采购的节点控制

在每套流程环节控制基础上,梳理出每个环节、每个步骤的作业特点和把控时间。结合流程梳理提炼环境风险点,通过环节时效把控缩短业务周期,分别从"时效"和"质量"两方面入手,双管齐下,整体提升招采的质量管理水平,促进管理业务高效有序地开展。

4. 招标岗位廉政建设

对内严格律己,制定如《违规插手招标项目不良行为报告制度》,严禁接受中标单位以任何名义、形式给予的回扣,不得将接受捐赠资助与采购挂钩,采购过程中如遇到"打招呼""递条子"等不正常情况,及时全面向纪检监察部门如实反馈。

对外规范供应商行为准则,避免一切违法违规行为的滋生。编写《致供应商朋友的一封信》,医院与供应商共勉;建立《供应商廉洁黑名单》,将违背廉洁要求的供应商打入黑名单,不得参与医院招标采购项目。

5. 第三方服务的监管

目前国内医院招标采购也是以委托代理的方式,邀请多家专业化的第三方服务机构来进行规范、标准的执行推进。在专业的事情由专业的人去做的同时,也客观、合理地制定资源分配模式。在结合医院招标采购的实际情况中,根据各自服务的主营和特色,建立招标代理公司项目分工原则,并不定期进行资格的考评。

(1)采取入围模式下的首选、备选资格制。

(2)根据所有医学装备项目体量,初步制定4:4:2的项目服务份额,分配首选公司。

(3)各类招标项目独立进行委托,避免同类服务的交叉冲突。

第五章 医学装备的验收、贮存与出入库

第一节 医学装备的安装、验收

医学装备验收是购置医学装备后对其进行科学管理和质量控制的第一个环节，也是检验合同执行水平、维护医院自身利益的关键环节，验收工作中任何微小的失误都可能会给医院造成严重的损失。因此，抓好医学装备的验收工作，规范验收管理也是医院医工管理工作中的重要组成部分，是不容忽视的。

一、医疗设备的安装

医疗设备具有极强的专业性，除了受安装地点、空间等因素影响外，对水、电、气及房屋结构等有不同需求，因此安装前的准备工作尤为重要。尤其是大型医疗设备，还有许多其他方面的限制要求，总体医疗设备安装及安装前的准备工作主要有以下几点：

（一）大型影像类设备安装要点

大型影像类设备不仅体积庞大、安装复杂，设备的安装场地也应符合法律法规的要求。为提高影像设备的安装速度，避免设备到现场后再进行二次改造，大型影像类设备安装时需注意以下事项：首先，影像类设备机房面积必须符合放射卫生部门发布的相关规定。其次，影像设备重

量较大,机房要求结构坚固,能有效地承受负荷,防止机座下沉,机房地面要求平坦、光洁、无尘,据设备安装需要提前做好电缆沟及沟盖板,以利设备安装和保养。再者,影像设备大多是X线放射源,机房的墙壁、楼板和门窗等X线防护都应根据影像设备使用的最高千伏来决定,即要达到相应的铅当量。最后,需要注意机房环境,如温度、湿度和防尘都应满足电气设备的要求。大型影像类设备还要求提供足够大的电源功率,且电源工作频率要稳定,安装时需考虑使用专用电缆线或者专用变压器。

(二) 设备安装过程

因各个设备安装差异性较大,本节只提出了一个通用的设备安装管理流程,如何设计一个既能适用于多数医疗设备安装,又能保证一些安装条件多、步骤复杂、专业性强的设备安装的流程,还需要继续深入研究。

1. 招标过程安装场地等条款的审核确认

合同不仅是设备验收的依据而且是划分医疗设备与基建装饰施工分工界限的有效标准,因此合同对安装场地等条款必须予以明确。招投标过程中,医学装备管理部门工程师应对投标公司标书中场地安装部分内容进行审核,并与基建部门、设备厂家及供应商多方仔细核实,相应条款内容在合同中予以明确,避免出现额外增加费用等问题。

2. 明确设备安装到货进度安排

医疗设备往往需要一定的备货时间,特别是大型进口医疗设备,生产与运输周期相对较长,为了保证设备能够及时到货安装,在设备招标完成后应立即建立设备到货安装方案,根据医院的建设进度安排,及时通知供应商下单订货,并确定预计到货时间。供应商应该根据医院建设进度安排和生产、运输周期等因素,及时下订单,保障与医院建设进度无缝衔接。

3. 确认安装场地

在招标结束后,一方面需与临床使用部门沟通设备的安装地点、摆放朝向等;另一方面医学装备管理部门工程师、基建施工现场工程师与厂家工程师应现场核对房间尺寸,核查吊顶标高及顶、地面、墙面材料等信息以及水电等需求,保证场地条件满足医疗设备安装要求。

4. 施工流程确认

很多医疗设备安装都有多个步骤,且各个步骤的进场安装条件不同,为了把握安装周期,确保设备安装的正常进行,需要了解厂家的各个施工步骤,尤其要特别注意涉及与基建衔接部分,可以要求医疗设备厂家出具基建施工建议提前交予医院负责基建建设部门,尽量避免返工现象的发生。

5. 设备到货及现场开箱

厂家安装工程师到场后按照合同要求和厂家的装箱清单清点设备及配件,合同中写明的配件及设备运输的相关机架等专用工具都需一一清点。同时,详细查看随机技术资料,如使用手册、维修手册、质保书、合格证等,对缺少的材料要求补齐,并做好记录。

二、医疗设备的验收

医疗设备的验收工作是医院从设备的招标采购到正常使用的整个过程中的重要环节,需要医院招标采购、医学装备管理部门、供应商、厂商技术人员、使用科室等工作人员共同参与才能完成。验收环节的好坏直接决定着医疗设备的质量、功能、用途等是否能够满足使用科室的日常工作以及教学科研需求。严格的验收检测可以有效降低医疗设备临床使用风险,保障医疗设备可靠运行。其中大型医疗设备因其技术的复杂性、配件的多样性还可酌情邀请院外医工专家参与验收。

(一) 规范验收流程

为提高设备验收效率,医疗机构应按照国家相关法律法规、根据医院实际情况,制定切实有效的医疗设备验收制度及验收流程,明确参与验收的责任人、职责、方案及计划。

(二) 验收前准备

首先,准备好医疗设备验收目录、采购合同、安装验收单、装箱清单或配置清单、临床科室培训考核记录、工程技术人员培训考核记录、销售公司与原厂签订的质保函或保修合同、设备铭牌、安装调试报告、合格证或质检报告、操作规程、计量设备需提供计量首检证书、使用说明书、维修手册、设备使用登记本等验收过程中必须使用的物品；其次，要协调使用科室、供应商、厂商技术人员、资产管理处确定具体验收时间。

（三）验收实施阶段

医疗设备的验收主要包括外包装检查、开箱验收、清点数量、核对规格型号、测试性能和技术指标、收集随机技术资料等，根据验收先后顺序又可分为设备开箱验收和交付使用前验收两种。

1. 设备开箱验收

设备开箱验收包括外包装检查、开箱和数量验收及商检事宜，步骤具体如下：

首先，检查外包装是否完好，然后打开包装后查看内部部件是否损坏，在此过程中如发现有破损情况应对破损包装照相（摄像）备案，并立即通知供应商协商解决。

其次，按合同清单或中标通知书及附件查看规格和清点数量，主要清点标准件、选购件、消耗件、备件、技术资料，如有遗漏应立即通知供应商。如果一切正常，则请厂家工程师安装。

最后，凡列入《检验检疫机构商品目录》内的进口医疗器械设备还需协助商检部门对进口设备进行商检工作，同时留存资料，并通知供应商及时出具《中华人民共和国海关进口货物报关单》和商检证书。

2. 交付使用前验收

设备安装、调试结束，经过试用后进行交付前验收，验收时应注意以下几个问题：

（1）规格型号、数量是否与合同一致，配件是否完整。

（2）功能是否齐全。除验收设备的基本功能外，要特别注重易忽略的选购功能及合同中标注的其他附加功能。

（3）应用质量验收。验收标准按国际或国家行业标准和厂标进行，所有技术指标必须达到要求,按生产厂商提供的各项技术指标或按招标文件中承诺的技术指标、功能和检测方法,逐项验收并由临床科室进行临床验证和技术评估,测试内容与结果应作详细记录,并作为技术档案保存。

(4)科室培训完成情况及质量。验收完毕后,督促供货方的工程技术人员对该设备进行操作使用以及维修保养培训,做到操作人员会使用、会维修保养,维修人员会维修、会排除故障。验收合格后,填写验收报告,各参验人员须在验收报告单上签字确认。收集该设备的备件、维修专用工具以及维修资料。仪器验收完毕,应将全部技术资料归档入库作为技术档案保存。

三、医用耗材的验收

1. 验收内容

根据《医疗器械监督管理条例》等文件要求,医院医用耗材统一由职能部门库管员进行验收,所有验收的医用耗材必须是经医院遴选进入医院的目录产品。

验收时,需要查验耗材的名称、规格(型号)、数量、生产厂商、供货单位、生产批号(出厂编号或序列号或生产日期)、注册证号、有效期、进口产品报关单,还包括产品的外观、包装、标签、合格证等。执行"两票制"的省份,需要查验两票材料,同时核对进货发票、随货同行单的经营企业名称、产品名称、规格型号、生产批号等,做到货票相符。

2. 验收注意要点

验收时需仔细核对产品有效期,凡未明确标示有效期或剩余有效期少于1/3的医用耗材,库管员可拒绝收货。如遇紧急情况需使用无长效期产品可与科室沟通后收货。需要冷链管理的医用耗材,验收时必须提供温度追溯单,确保各个环节温度可追溯。

有下列情况之一者,库管员有权拒绝验收入库。

(1)货物规格、型号、数量与送货单或计划所列不符。

(2)质量低劣、变质,外观有损坏或配件不全。

（3）进口医用耗材无中文标识或中文说明书。

（4）无产品合格证或检验报告单等资料。

凡上述拒收的物资自到货之日起,库管员应及时告知采购人员提出调换。

3. 验收材料的归档

使用后的医用耗材进货查验记录应当妥善保存至使用终止后2年,未使用的医用耗材进货查验记录应当保存至规定使用期限结束后2年。植入性医用耗材进货查验记录应该永久保存。购入Ⅲ级医用耗材的原始资料应当妥善保存,确保信息可追溯。

第二节　医学装备的运输与储存

一、医学装备的运输

1. 出库交接

医学装备出库时,库房保管员与运输员依据《随货同行单(销售清单)》《冷链交接单》等交接各种单据;运输员应对发运车辆进行安全性能检查,确保运输途中车辆安全。运输员当面核实品名、规格、总件数,查看包装是否完好、封箱是否牢固,有无异样。搬运、装卸医学装备应轻拿轻放,堆码整齐、捆扎牢固,防止医学装备撞击、倾倒,检查医学装备包装,严格按照外包装图示标志要求堆放和采取防护措施,保证医学装备的安全;运输医学装备的车辆,不得装卸对医学装备有损害的物品,严禁将重物压在医学装备的包装箱上。

2. 医学装备运输配送

（1）普通医学装备的运输。医学装备运输必须使用厢式货车,发运前做好检查,保证车厢整体封闭、结构牢固、货箱门严密可锁,保证运输过程中的医学装备质量与安全;供货企业应当根据医学装备的包装、质量特性并针对车况、道路、天气等因素,选择适宜车辆,严格按照外包装标示的要求,合理堆码,避免因车厢内碰撞等造成的破损、污染等问题。

（2）冷藏医学装备的运输。需要进行冷藏、冷冻运输的医学装备装箱、装车作业时，应当由专人负责并符合以下要求：① 车载冷藏箱或者保温箱在使用前达到相应的温度要求；② 在冷藏环境下完成装箱、封箱工作；③ 装车前检查冷藏车辆的启动、运行状态，达到规定温度后方可装车。根据医学装备的温度控制要求，在运输过程中采取有效的保温或者冷藏措施；在冷藏医学装备运输途中，应实时监测并记录冷藏车或者保温箱内的温度数据。冷藏医学装备交接时，医院检查在途温度符合储存要求后，在《冷链交接单》上签字确认。

3. 质量控制

医学装备运输的车辆必须是厢式货车，包括自有车辆和委托运输单位使用的运输工具，委托运输单位的审核资料中应有车辆信息；储运部应做好运输车辆的选择，保证符合医疗器械标示运输条件；冷藏医学装备运输必须按相关设施设备操作规程执行，保证冷藏医学装备运输途中的质量安全；运输员应做好医学装备运输的安全工作，防止被盗、丢失等情况的发生，出现以上情况时应第一时间报告质管部，做好报案和追回工作；公司负责委托运输单位资质材料的索取及审核存档，负责医学装备运输信息的记录，医学装备运输信息记录包括普通医学装备运输记录、冷藏医疗器械运输记录。

二、医学装备的储存

医学装备在储存保管过程中能科学、合理地分类，保证医学装备在存放中不受到损坏或变质。医学装备须经验收合格后才能入库，由保管员根据医疗器械包装标示的储存要求存放于相应的医疗器械专库合格区域，并做好上架、入库记录。医学装备应按包装箱上的摆放要求放置，不倒放、侧放，不超高码放，避免损坏医疗器械包装；产品应按规格、批号分别摆放在托盘或垫仓板上，不允许直接堆放在地面上。冷链产品应堆放在冷库内医疗器械专区，与非医疗器械商品分开存放。产品摆放应面平线直，整齐，稳妥安全，并留有间距。产品搬运时应轻拿轻放并注意周围,防止产品的掉落。当搬运不当发生产品损坏时,应立即将该产品隔离,按不合格产品管理。

医学装备必须分区存放,器械区划分为待验区、合格区、退货区、不合格区、发货区,并实行色标管理。

（1）待验区、退货区——黄色。

（2）合格区、发货区——绿色。

（3）不合格区——红色。

医学装备的堆垛的要求如下:医疗器械的堆垛应留有一定的距离,医疗器械与库房、内墙、屋顶、灯、温度调控设备及管道应留有足够的空隙。

医学装备的储存按产品类别、规格、批号以及效期远近存放,并有明显的标志,根据外包装图示要求堆码规范、合理、整齐、牢固,无倒置现象,怕压医疗器械应控制堆放高度。如有特殊储存要求的品种单独存放,并做到账物相符。保持库房、货架、托盘的清洁卫生,每周定期进行清理,仓库应有避光、通风的设施,做好防盗、防火、防虫、防尘、防潮、防腐、防鼠、防污染等工作。医学装备储存作业区内不得存放个人生活用品及其他与储存无关的物品。

三、医学装备仓储风险控制

仓储管理是控制物流风险的核心,仓储风险控制主要分为物资储备、仓储环境与仓储管理三个方面。

1. 物资储备

中心库集中备货的方式,对于常备物资,库房内存储满足全院数十日使用的各种耗材;应急物资则按照应急物资目录进行储备,以满足医院对于医用物资的正常使用,保障耗材供应。

2. 仓储环境

医用耗材的仓储环境对其质量有着重要影响,为保证医用耗材存储安全,划分专属库房,对其进行分级、分区管理,并严格按照产品属性、材质进行存放;保证空气流通、光线、室温、湿度等存储条件符合管理要求,并配备有效的防火、防潮、防虫、防盗、防鼠等设施,避免存储过程中出现耗材损坏变质和被污染现象。

3. 仓储管理

规范各级库内的入库、出库等作业流程,形成标准作业。入库时,管理人员通过资质证照系统查看供应商资质的可靠性,保证其证照齐全;查验所供耗材的规格、型号、效期等详细信息,保证其来源的安全性与可靠性方可验收入库;定期对耗材进行养护,确保耗材在库房存储期间的安全性;出库时,经由系统平台确认出库信息,并遵循"剩余效期由短至长顺序发放"原则,保证在库耗材为最优效期,以免因耗材效期失效或质量变化引发医疗事故。

第三节　SPD模式下耗材库房管理

医用耗材SPD管理模式是在供应链一体化思想指导下产生的一种典型的精益化管理模式,它是以保证院内医用耗材质量安全、满足临床需求为宗旨,以物流信息技术为支撑,以环节专业化管理为手段,强化医院医用耗材管理部门的全程监管,协调外部与内部需求为主导,对全院医用耗材在院内的供应、加工、配送等物流的集中管理模式。在医用耗材管理中,SPD模式通过联动医用耗材内外供应链上的核心成员,对医用耗材进行统筹管理,实现管理效能的提高。SPD模式综合考虑了医用耗材在医院中各管理环节的运作规律、特点以及环节间的相互联系,在供应链管理理论和信息技术的支撑下,对传统的医用耗材管理方式进行优化和改善,是适用于当前社会和医疗背景的耗材管理模式。SPD模式下耗材库房管理设计与传统的库房管理有一定的区别,SPD中心库的管理主要包括分区管理、设备要求、管理规范和库房功能四方面内容。

一、分区管理

SPD中心库按照实际管理需求,可分为工作区和生活区。

（一）工作区

工作区根据耗材管理实际需求划分为整件区、拆零区和办公区。

1. 整件区

（1）按功能划分。整件区按照功能可分为供应商赋码区、待验收区、验收区、中转区、合格品区、退货区、不合格区。整件区库房功能分区示例，详见图5.1。

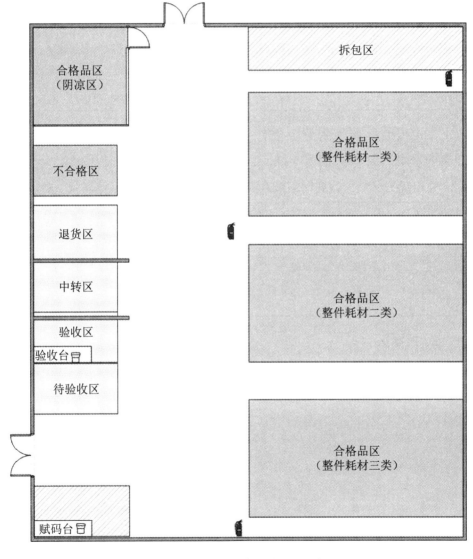

图5.1 整件区库房功能分区示例

整件区库房各分区主要功能如表5.1所示。

表5.1　整件区库房各分区功能表

名称	功能
供应商赋码区	为供应商提供赋码区域
待验收区	快递至库房的耗材需暂放于待验收区
验收区	耗材验收
中转区	暂存短时间内将全部出库至科室库的耗材
合格品区	存储整件合格品
退货区	存放快递至库房且验收不合格的耗材;在库耗材发生质量问题或者物资供应商变更、停用,需要及时办理退货,存放至退货区
不合格区	存放验收及储存消耗过程中发现的不合格品

（2）按储存环境划分。整件区要求规划常温区、阴凉区、冷藏区。根据各区域温度要求配置不同硬件设备满足储存要求,详见表5.2。

表5.2　各库房类型对应温度要求

库房类型	温度要求	相对湿度	备注
常温库	0～30 ℃	35%～75%	储存常温存放要求耗材
阴凉库	0～20 ℃	35%～75%	可以采用空调调节
冷藏库	2～8 ℃	—	应配有自动监测、显示、记录温度状况和自动报警的设备

2. 拆零区

（1）按功能划分。拆零区按照功能可分为合格品区、加工区、待下送区、退货区、作业工具存放区,详见图5.2。

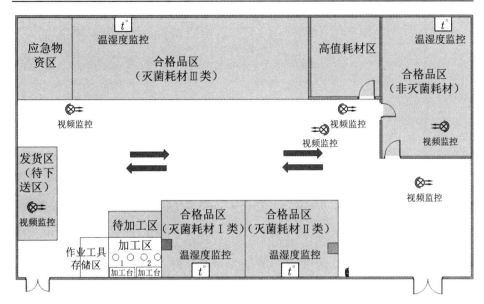

图5.2　拆零区功能分区示例

拆零区库房各分区主要功能如表5.3所示。

表5.3　拆零区库房各分区功能表

名称	用途
合格品区	存放低值耗材定数包及少部分高值耗材
加工区	加工定数包、粘贴定数包条码、复核、装箱等工作
待下送区	存放拣货、加工、装箱完成的耗材
作业工具存放区	存放PDA、推送箱、下送车等作业工具
异常问题处理区	集中放置每日存在异常的配送单、推送单

（2）按储存环境划分。与整件区相似,拆零区规划常温区、阴凉区、冷藏区,根据各区域温度要求配置不同硬件设备满足储存要求。

3. 办公区

库房需设置专门的办公区,用于工作人员日常办公。办公区设置办公桌椅、会议室、文件柜、材料区等,规划详见图5.3。

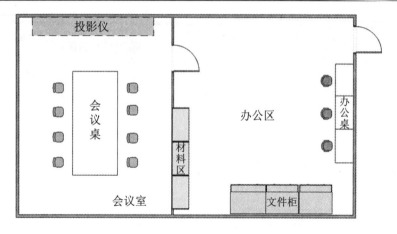

图 5.3　办公区规划

4. 视觉设计区

（1）医疗器械分类标识。整件区、拆零区都需悬挂医疗器械分类标识，分为一类耗材、二类耗材、三类耗材及非医用耗材，详见图5.4。

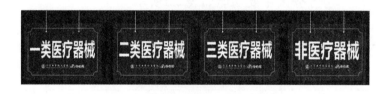

图 5.4　耗材分类标识

（2）三色五区标识。库房需配置三色五区标识，三色为红、黄、绿，五区为退货区、待验区、合格品区、待下送区、不合格区，如图5.5所示。

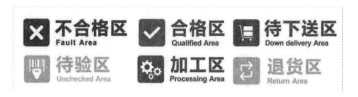

图 5.5　库房各区墙标

（二）生活区

库房内设置生活区，配备更衣室、更衣柜、饮食区和休息室等，生活区布局详见图5.6。

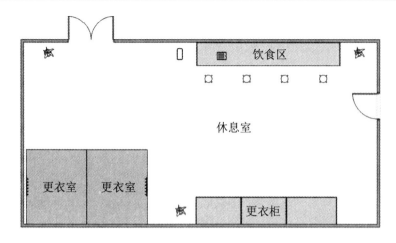

图5.6　生活区规划

二、设备要求

医用耗材库房需部署相关硬件设施,用于耗材的摆放、存储、监管以及出入库,为SPD物流作业提供必需的物理环境,详细设备见表5.4。

表5.4　库房硬件设备表

硬件设施	用途	使用场景
地拖	存放箱体较大、件数较多的耗材	整件区和拆零区
货架	存放箱体较小、件数较少的耗材	整件区和拆零区
带磁吸库位隔板	用于隔开不同种类耗材	拆零区
带磁吸库位标签	用于区分不同种类耗材	拆零区
空调	调节温度	整件区和拆零区
抽湿机	调节湿度	整件区和拆零区
等离子消毒机	日常杀菌	整件区和拆零区
紫外线灯	日常杀菌	整件区和拆零区
温湿度记录仪	记录库房温度及湿度变化	整件区和拆零区
灭火器	用于消防	整件区和拆零区
应急灯	应急照明	整件区和拆零区
监控	用于库房监控管理	整件区和拆零区
拣货车	用于中心库物资拣取	每60平方米库房配置1台拣货车

续表

硬件设施	用途	使用场景
下送车	用于物资周转、运输	库外：根据科室数量合理配置 库内：整件区与拆零区
PDA	用于扫描物资标签	整件区和拆零区
控制看板	用于显示耗材信息	整件区和拆零区

三、管理规范

为规范库房管理秩序，制定 SPD 中心库管理规范并进行上墙管理，详见图5.7。

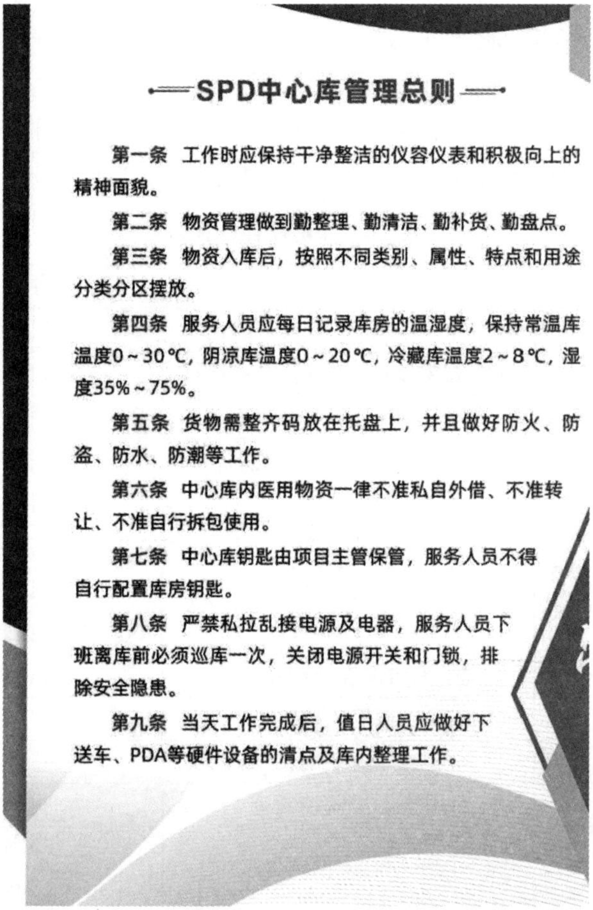

图5.7　SPD中心库管理规范

四、库房功能

SPD中心库根据各科室补货需求,生成采购计划推送至供应商,供应商在线进行订单接收及配送单制作,到货赋码,中心库进行扫码验收、上架,根据科室补货需求将耗材加工后定期推送至科室,科室库扫描耗材定数包条形码完成消耗。中心库定期汇总各科室的定数包消耗数据与供应商进行消耗结算。由此,SPD中心库完成了外部采购和内部保供功能,并促成院内供应链与院外供应链的环节交互,达成供采良性循环。

第四节　SPD模式下耗材的出入库

耗材由供应商送至医院后,在SPD中心库进行入库上架,根据各科室补货需求,按照先进先出原则,将耗材推送至各科室库房,完成耗材在中心库的出入库。

一、具体流程

(一) 入库环节

1. 赋码

供应商送货至医院,打印耗材条码,粘贴至耗材外包装上,待院方验收人员进行验收。

2. 验收

医院验收人员对耗材质量以及名称、规格型号、数量、批号、效期等进行核验,并在SPD系统上对赋码耗材进行扫码验收。验收完成后打印验收单,根据医院管理要求在配送单及验收单据上签字确认,详见图5.8。

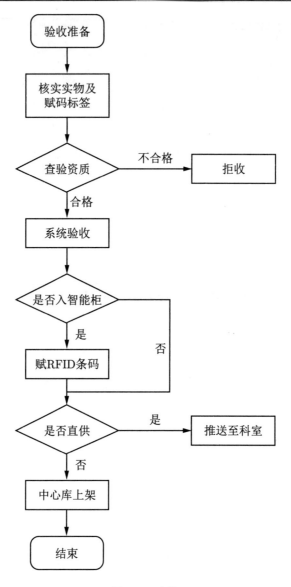

图5.8 验收

3. 上架

耗材验收通过后,上架员使用PDA扫描耗材条码,将耗材放置到对应库位,扫描库位标签,完成耗材上架,中心库系统库存相应增加,详见图5.9。

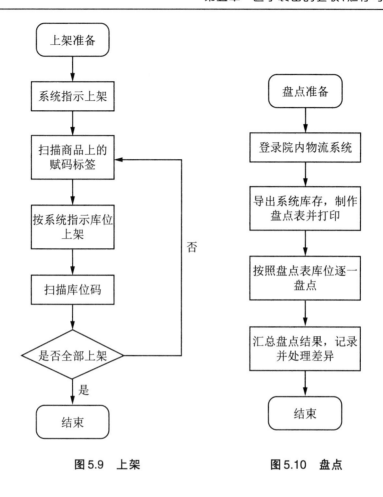

图5.9　上架　　　　　　　　图5.10　盘点

（二）保管环节

1. 盘点

为了掌握医院医用耗材的流动情况（出入库），需定期核对库存物品实际数量与系统数量，以便准确地掌握库存数量、知晓医用耗材的损耗情况、对于近效期医用耗材进行优先处理等。通过盘点表记录医用耗材实际数量，然后跟系统库存作比对，形成盘点报告，总结分析原因，详见图5.10。

2. 养护

医用耗材养护是指医用耗材在存储过程中所进行的保养和维护。从广义上说，院内医用耗材未进入科室之前的保养与维护活动，主要集中在中心库，通过库房人员定期盘点，保证中心库的医用耗材符合储存规范,降低在库医用耗材的损耗率。

(三) 出库环节

1. 波次

波次运行是指在汇总多个任务中以一个批次为单位,按照优先级顺序进行分拣作业。在SPD系统中,产生补货报警的耗材以科室为单位,按照设定的科室优先级顺序排队进行作业。

2. 拣货

拣货员根据波次释放出标签,使用PDA扫描拣货标签,按照PDA提示到相应库位拣取对应耗材放至拣货箱内,PDA扫描库位标签,拣货完成,中心库系统库存相应减少,详见图5.11。

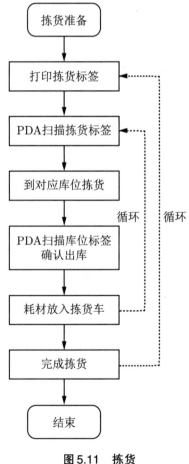

图5.11 拣货

3. 加工

中心库获取院内消耗点(病区、门诊、手术室等)的补货需求信息时,系统自动生成注有待补货耗材种类、规格、数量等信息的拣货标签,中心库管理人员通过波次策略,将耗材合理设置加工成满足不同科室需求的多规格定数包。加工员根据标签拣取耗材并按照需求加工成定数包,粘贴定数包标签,加工完成后,打印推送单,连同打包好的定数包一起放入配送箱中,详见图5.12。

4. 推送

下送员在待下送区域,将配送箱整齐放置于下送车上,推送至相应科室库,详见图5.13。

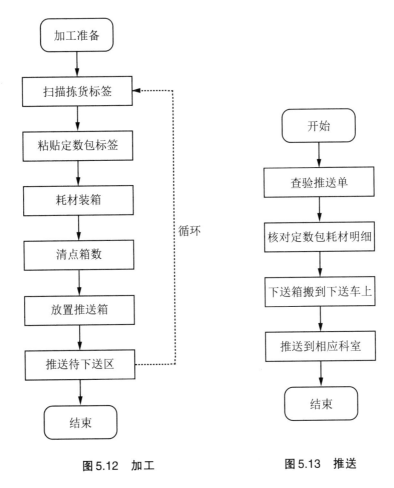

图5.12 加工　　　　　　　　图5.13 推送

二、注意事项

耗材到院后,由 SPD 中心库库管核对配送单和耗材实物,确认无误后办理入库。耗材出库时,需核对耗材出库单和科室补货需求,遵循先进先出的原则完成耗材出库。耗材在出入库时,需注意以下事项:

1. 以下情况不得办理出库

(1)耗材包装破损、污染、封口不牢、封条损坏等问题。

(2)标签脱落、字迹模糊不清或者标示内容与实物不符。

(3)超过效期。

(4)其他异常情况的耗材。

2. 科室领用耗材如遇以下原因可要求办理退库(退货)手续

(1)质量问题。

(2)产品停用或有效期较近。

由科室退库(退货)的耗材,除有质量问题等特殊原因外,由医学工程处仓库存放管理;对于高值耗材办理退库后,应予以退货处理。

严禁使用科室在未经医学工程处等相关部门知晓的情况下,私自联系供应商退货或更换领用物资,如造成不良后果,责任自负。

第五节　医学装备的结算

一、医用耗材的结算

医院医用耗材结算时,库管员接收供应商提交的发票时需仔细核对票面实际业务信息,保证物资名称、数量、金额、供应商名称等信息与出入库单相等。库管员将每笔打印生成的出入库单及对应的发票,核对后交于材料会计,完成单据交接。会计需核对票面基本信息,包括纳税识别号、供货单位财务章、国家税务系统生成的发票清单。查验合格后,提供专用《发票登记本》监督供应商现场完成发票信息登记工作,内容包括登记日期、供货单位、品名规格、金额、发票号、办理人、联系电话等信息。每张发票逐行登记,库管员核对登记内容合格后,现场签字确认,完成发票接收。

所有退货冲账或延迟走票,需附详细说明,库管员及时跟踪发票开具情况,库管员和材料会计均须保留所有说明材料。材料会计将对以上所有单据、发票、登记信息进行逐一复核,并整理装订,每月月末转交结算会计,同时完成发票登记本的交接签收。

二、医疗设备的结算

医疗设备验收以后,医学装备部门凭验收报告等材料办理入库、出库、付款等手续。设备到货安装、验收合格后,要严格按照采购合同约定进行支付,包括付款方式、付款时间、付款内容、支付金额以及收款人等须与合同相符。为了保障设备质量,合同约定预留质量保证金,一般以余额10%货款作为质保金,质保期1年。如1年后如无质量问题无息付清,一般供应商需凭使用质量反馈登记表、合同复印件、验收报告复印件等材料办理质保金返还。

第六节　医学装备的应急储备

一、紧急医学救援物资储备目录

建立紧急医学救援物资储备目录,明确合理的物资储备品种与规模,以提高突发事件发生时的应急医疗救治与防护能力。储备目录主要包括个人防护用品、医用器材、常用套包、常用器械、后勤保障装备和医疗设备六大类,详见表5.5。

表 5.5　紧急医学救援物资储备目录

种类	名称
防护用品	防护眼镜／眼罩
	防护面屏
	医用防护口罩
	防护服
	隔离衣
	靴套
	简易呼吸防护器
	检测手套等
急救耗材	注射器
	输液皮条
	胸腔闭式引流瓶
	绷带
	鼻导管（吸氧管）
	口咽通气管
	喉镜
	气管导管
	中心静脉导管（心包穿刺）
	加压输液袋
	夹板、固定器（各种规格）
	止血带
	压舌板
	氧气面罩
	医用纱布等急救必需品
急救套包	胸穿包
	导尿包
	普通气管切开包
	深静脉穿刺包
	清创缝合包
	骨科器械包
	胸科器械包
	颅脑外科器械包
	剖腹探查包等

种类	名称
常用器械	听诊器
	血压计
	叩诊锤、血氧仪等
后勤保障装备	雨衣、雨鞋、帐篷等
	沙袋、铁锹等防涝物资
	应急灯、人字梯、组合工具等
医疗设备	CT
	MRI
	DSA
	负压救护车
	移动ICU
	ECMO
	有创呼吸机
	无创呼吸机
	CRRT
	经鼻高流量湿化仪
	心肺复苏机
	心电监护仪
	除颤仪
	B超机(便携式)
	移动DR
	心电图机(便携式)
	注射泵、输液泵等

二、紧急医学救援物资储存

1. 科学规划、合理分区

遵循布局合理、功能齐全、反应迅速、运转高效、保障有力的原则,在院内建立紧急医学救援物资库。库房具备良好的通风、照明防盗、防啮齿动物等措施,具有货架、地笼、推车等库房常用配套设备,所有物资实行严格的分类分区摆放。各类物资按照用途归类保存并严格执行效期管理,定期进行盘点及过期物资更新。

2. 专库专管、高效管理

应急物资仓库配置仓储货架,各类物资入库后,系统自动分配专属库位,工作人员将物资实物上架对应库位,并配置库位标签,显示物资名称、规格、厂家等信息。同类物资再次入库时,库房人员可根据指引或者系统中的历史库位,快速将物资上架至指定库位。

3. 优化配置、多级协同

为有效发挥物资大库集中存储,分库灵活调配的管理优势,设置救援物资中心库、二级库。中心库集中管理应急物资接收、验收、入库等工作,入库后的物资部分移库到二级库,由二级库采取主动推送方式分发配送至需求科室,提升物资流转效率。

4. 统筹内外、灵活调配

在院内设库的同时,还在院外建立应急可调配供应商物资库,要求院外库在发生突发事件后可立即响应,并在12小时内将基础生命支持类设备、常用医用耗材等物资调配到位。

三、应急物资动态管理信息系统

1. 实时监督,精准追溯

医院搭建应急物资管理平台,通过信息化系统实现应急物资出入库追溯管理,可以详细追溯入库信息、在库数量信息等。可通过系统实现入库信息实时查询、实时统计,便于院内、院外监督管理。

2. 全程管理,动态统计

利用信息技术手段,构建了包括订单管理、物流配送、仓储管理、实时统计报表等模块在内的高效的应急物资全流程管理系统,对应急物资进行有效盘点和数据统计。对库存物资实现进销存管理,实时、准确地提供统计数据,为动态优化物资提供保障。

第六章　医学装备的使用管理

第一节　医学装备使用前检查

为了加强医学装备使用前的质量监督检查,保证产品安全、有效,依据《医疗器械监督管理条例》《医疗器械使用质量监督管理办法》《大型医用设备配置与使用管理办法》《消毒管理办法》等的法规和文件要求,医学装备使用前需要做好质量检查。

一、医学装备使用前检查定义

医学装备使用前质量检查是指临床医护人员在医学装备使用前进行产品质量、技术规范、环境等的安全的检查,包括产品的内在质量和外在质量。医学装备使用前质量检查适用于开展医疗服务涉及的所有医学装备产品。

二、医学装备使用前检查内容

在医疗器械使用前,按照产品说明书或者相关技术规范的有关要求进行逐一检查。对于使用前检查不合格产品,不得擅自处理,应立即封存并及时返还医学工程处库房。

（1）在医疗器械使用前,首先检查贮存医疗器械的场所、设施及条件应当与医疗器械品种、数量相适应，符合产品说明书、标签标示的要求及使用安全、有效的需要。

（2）对温度、湿度等环境条件有特殊要求的医学装备，还应当检查贮存区域的温度、湿度等数据。

（3）在环境检查符合要求后，应该认真检查包装、标示，核对品名、规格型号、产地、灭菌及有效日期等，包装破损、标识不清、超过有效期限或者可能影响使用安全、有效的，不得使用。

（4）包装检查合格后，医护人员核对包装内说明书、合格证明及患者信息等资料，确定没有质量问题方可使用，对无注册证、合格证明应立即封存返还医学工程处。

（5）医护人员使用前进行产品质量检查。如穿刺针有无锈斑、污渍，输液（血）器、注射器内有无杂质和污渍，衔接部有无漏气现象，凡有质量问题的产品停止使用。

（6）在医学装备使用前，需熟悉医学装备的说明书、技术操作规范和规程，对产品禁忌证及注意事项应当严格遵守。一次性使用的医疗器械不得重复使用，对使用过的应当按照国家有关规定销毁并记录。

（7）在大型医学装备使用前，需熟悉医学装备的使用人员技术要求，符合要求人员方可操作使用。

（8）大型医学装备、急救类、生命支持类装备、计量器具和强检设备使用前，应检查相应的使用记录、保养维修记录和计量检测情况，不得使用出现故障或未经检定、超检定周期和检定不合格装备。

第二节　医学装备的使用与评价

一、医学装备的使用

医学装备的使用关系到患者的生命安全，为保障医学装备在临床使用安全、有效，根据《医疗器械监督管理条例》《医疗器械临床使用管理办法》《大型医用设备配置与使用管理办法（试行）》等法律法规，医学装备的使用应遵循使用要求，且需对医学装备的临床使用开展评价工作。

（一）医疗设备的使用要求

医疗设备的使用关系到患者的生命安全，为加强医疗设备临床使用管理工作，保障医疗设备临床使用安全，医疗设备的使用需遵循以下几点：

（1）首次进院使用的医疗设备应严格按照医院的要求准入，采购规范，渠道合法，手续齐全，经过医学装备管理部门验收合格后方可应用于临床。

（2）使用科室应当严格按照诊疗规范、操作指南、产品使用说明书等，严格遵守医疗器械适用范围、禁忌证及注意事项。

（3）大型医用设备使用需持证上岗，上机人员必须是具备专业资质的卫生专业技术人员，要经过专业技术培训，未经培训人员严禁上机操作。

（4）医疗设备操作人员在使用医疗设备过程中要认真负责，给设备做好日常维护，保持设备外观清洁、无损，使设备处于最佳状态。还应设定切实可行的仪器设备维护、保养计划表，定期进行维护保养。

（5）发生医疗器械出现故障，使用科室应当立即停止使用，并立刻通知医学装备管理部门安排技术人员进行检修，严禁设备带故障或超负荷使用。

（6）大型医用设备必须达到计（剂）量准确，安全防护、性能指标合格后方可使用。

（二）医用耗材的使用要求

Ⅰ级医用耗材，由卫生技术人员使用；Ⅱ级医用耗材，由有资格的卫生技术人员经过相关培训后使用；Ⅲ级医用耗材，按照医疗技术管理有关规定，由具有有关技术操作资格的卫生技术人员使用。对于植入类医用耗材，在使用前还应当进行术前讨论。

根据《医疗器械监督管理条例》（国务院令〔2017〕680号）、《医疗机构医用耗材管理办法(试行)》(国卫医发〔2019〕43号)等相关法规、制度要求,高值耗材需要实行全程追溯管理。高值耗材均须严格履行一物一验收制度。

高值库管员严格查验耗材的外观、包装、标签、合格证等,仔细核对耗材的名称、规格(型号)、数量、生产厂商、供货单位、生产批号(出厂编号或序列号或生产日期)、注册证号、有效期、进口产品的保报关单、随货同行单、运输温度等。高值耗材产品验收合格后,由一级库安排专人配送至科室二级库,科室接收到高值耗材产品,进行扫码确认,完成产品的科室二级库上架。

使用完高值耗材产品后,扫描产品上的条形码或产品自身码完成医嘱收费。临床使用科室,消耗高值耗材产品后,应将产品身份证标签归档至病人病历,使用《高值耗材使用登记表》作为产品标签的贴附载体,统一纳入病历存档。

二、医疗设备的使用评价

为加强医院资产管理,提高资产的使用效益,促进资产管理与预算管理有机结合,合理配置资产,根据《事业单位国有资产管理暂行办法》《新医院财务制度》《医院医学装备管理委员会章程》等相关法律法规、制度的要求,医疗机构应开展医学装备的使用效率和效益分析。全院范围内用于医疗、教学、科研、预防、保健等工作,具有卫生专业技术特征的仪器设备都应进行设备效率与效益分析。利用各种资金来源购置、接受捐赠的医疗设备,也应当纳入管理。

(一) 成立评价组织

医院应成立由医学装备、财务、国资、信息等多个部门组成的医学装备使用效益考核评价小组,负责对医学装备的使用效益进行考核评价。医疗设备效益考核评价小组定期对医疗设备进行考核,系统分析评价,并出具医疗设备效益分析报表和报告,公布评价结果,呈送院领导及相关科室负责人审阅。评价结果纳入科主任考核和科室绩效考核体系,并在科室再次申购设备时作为重要参考指标。申购时科室如有同类设备，按照同类设备的效益评价结果给出得分；科室没有同类设备时，则按科室整体设备效益分析情况给出得分。

（二）评价的方法、内容

医院可根据自己需求设定医疗设备考核范畴，大型三级医院可根据院内医疗设备价值和规模自行设定考核范畴，原则上在折旧年限内的医疗设备均应开展使用评价，医学装备的效益评价方法分为经济效益评价和社会效益评价，经济效益评价适用于可收费设备，社会效益评价同时适用于可收费类设备和不可收费类设备。可收费类设备是指在医疗活动中有直接收费标准的医疗设备；不可收费类设备是指无直接收费标准或是用于教学、科研等无法收费的医疗设备。可收费类设备的设备经济效益评价结果可根据回收年限划分为四个等级，分为优秀、良好、一般、差。社会效益指标没有统一考核标准，仅以实际取得数据为准。

（三）评价指标

1. 经济效益指标

（1）经济效益考核分为全成本-效益考核、单一成本（折旧）-效益考核和横断面比较考核等。可收费设备应逐步建立全成本-效益考核方法，考核指标有：投资收益率、投资回收期、保本工作量、保本收入等。

投资收益率＝[（设备年收入－设备年成本）÷设备投资总额]×100%

投资回收期（年）＝设备投资额÷（设备年收入－设备年成本）

保本工作量（人次）＝固定成本总额÷（单位收入－单位变动成本）

保本收入＝保本工作量×单位收入

（2）尚不具备全成本-效益考核条件的可收费设备，可采用单一成本（折旧）-效益考核方法，考核指标：月投入产出率。

月投入产出率＝月收入/设备原值×100%

（3）对于使用普遍、总量较多的可收费设备，可采用横断面比较考核方法，对比不同使用部门之间同类设备的使用效率。考核指标：单日单台设备收入、单日单台设备利用时间（次数）。

单日单台设备收入＝科室该类设备总收入/设备台数/天数

单日单台设备利用时间(次数)＝科室该类设备总使用时间(次数)/设备台数/天数

(4)考核评价结果:采用全成本-效益考核方法考核,将设备投资收益率划分为优秀、良好、一般和差,具体划分标准如表6.1所示。

表6.1　投资收益率评价等级

评价标准	代表意义	评价等级
收益率>100%	1年内收回设备购置成本	优秀
33%<收益率<100%	2~3年内收回设备购置成本	良好
20%<收益率<33%	4~5年内收回设备购置成本	一般
收益率<20%	5年无法收回设备购置成本	差

采用单一成本(折旧)-效益考核方法考核,将月投入产出率划分为优秀、良好、一般和差,具体划分标准如表6.2所示。

表6.2　月投入产出率评价等级

评价标准	代表意义	评价等级
月投入产出率≥8.33%	1年内收回设备购入成本	优秀
2.78%≤月投入产出率<8.33%	2~3年内收回设备购入成本	良好
1.67%≤月投入产出率<2.78%	4~5年内收回设备购入成本	一般
月投入产出率<1.67%	5年无法收回设备购入成本	差

2. 社会效益指标

社会效益考核内容包括工作量、设备管理及科研业绩等。

(1)工作量数据主要由开展评价人员下科室调研并查询数据,包括设备使用率、计划完成率两个指标。

设备使用率＝实际诊疗人数/额定诊疗人数×100%

计划完成率＝实际诊疗人数/计划诊疗人数×100%

(2)设备管理指标由设备维修科提供,包括机时利用率、功能利用率、超额使用率、维保占比、累计维保占比、设备完好率、记录完整性等指标。

机时利用率＝实际使用总机时/标准机时×100%

功能利用率＝使用功能数/配置功能数×100%

超额使用率＝(实际运行月数－折旧年限×12)/折旧年限×100％

维保占比＝当月维保费用/固定资产原值×100％

累计维保占比＝累计维保费用/固定资产原值×100％

设备完好率＝(标准机时－故障时间)/标准机时×100％

记录完整性：应用培训登记、使用、维修、保养等记录的完整性。

（3）科研业绩评价由科研处提供，包括发表专业论文、申报科研项目、带教研究生、新技术新功能应用等指标。

发表专业论文：利用该医疗设备发表相关的SCI期刊、核心期刊、普通期刊论文数。

申报科研项目：利用该医疗设备申报相关的国家级、省级、校级科研项目数。

带教研究生：利用该医疗设备培养的博士、硕士研究生数。

新技术新功能应用：利用该医疗设备开展的新技术、新功能应用。

（4）考核采用对相关指标赋以评价分值，并根据评分情况，综合评价来加以衡量。工作量指标和设备管理指标赋以基本分值，每项10分，科研业绩指标赋以附加分值，每项附加最高10分。按综合评分情况分为优秀、良好、一般、差，如表6.3所示。

表6.3　综合评分评价等级

评价标准	评价等级
综合评分≥90分	优秀
70分≥综合评分＜90分	良好
50分≥综合评分＜70分	一般
综合评分＜50分	差

（四）评价结果的应用和干预

对设备利用率低的科室建立动态警示机制。医疗设备效益考核评价小组对设备利用率低或存在闲置设备的科室采取下发整改通知书、通报批评、调拨设备等干预措施。

（1）对于长期利用率低的设备，给使用科室下发整改通知书并要求科室给出整改意见。

（2）对存在长期闲置医疗设备的使用科室在院内通报，并对科主任及相关人员进行约谈。

（3）对低效运转或长期闲置的设备,应将其纳入待调拨医疗设备清单,在全院范围内调剂使用,同时应办理好资产转移或成本分摊。

三、医用耗材的使用评价

1. 医用耗材合理使用的概念

医用耗材合理使用的基本要素可以归纳为安全、有效、恰当和经济。简而言之,医用耗材合理使用就是安全、有效、恰当和经济地使用医用耗材。

医用耗材不合理使用表现形式有多种,主要有以下几种:

（1）未按照产品适应证或说明书要求选择使用医用耗材,造成患者诊疗安全隐患或医疗质量安全。

（2）过度检查、诱导需求、耗材滥用等加大患者经济负担。

（3）一次性医疗器械重复使用。

（4）功能模块闲置或效能低下造成资源浪费。

（5）医务人员相关技能培训缺失或不足导致不合理使用医用耗材。

（二）医用耗材合理使用的重要意义

我国医用耗材品类繁多、产品差异性较大,耗材品名不统一、编码不规范问题,缺乏统一的管理标准和规范。因此,2019年国家卫生健康委、国家中医药局于发布了《医疗机构医用耗材管理办法（试行）》（国卫医发〔2019〕43号）（以下简称《办法》）,这是国家层面第一部关于医用耗材管理的政策文件。文件中明确指出医疗机构需加强医用耗材管理工作,指导临床科学、合理地使用医用耗材。

对患者而言,合理使用医用耗材在医疗技术中能让患者以最小的经济投入,获得最优的治疗方案,减轻患者就医负担,尽早康复。对医生而言,合理使用医用耗材能使医疗技术更安全、有效、恰当和经济,提升诊疗水平。对医院而言,合理使用的医用耗材能使医院资源优化,提升医院综合运营能力及就医环境。同时,合理使用的医用耗材对我们国家的医用耗材技术水平提升具有重要意义。

(三) 医用耗材合理使用管理组织

根据《办法》规定,医疗机构医用耗材的合理使用主要由医务管理部门负责。涵盖的内容主要有:监督、指导医用耗材的临床使用与规范化管理;负责对医用耗材的临床使用进行监测,对重点医用耗材进行监控;对医务人员进行有关医用耗材管理法律法规、规章制度和合理使用医用耗材知识教育培训,向患者宣传合理使用医用耗材知识等。

然而,在医疗机构医用耗材管理工作中,我们发现对医用耗材的规范化管理仅仅依靠一个职能部门是无法很好完成的。医用耗材的合理使用不仅仅涉及临床使用科室、医务管理部门,还涉及护理部门、医院感染管理部门、医保管理部门、医用耗材采购部门等等。因此,本节将以某医疗机构探索实行以医务、医用耗材管理部门为主,多部门协作的医用耗材合理使用精细化管理为例,进行具体做法的阐述。

(四) 医用耗材合理使用监测与评价

医用耗材合理使用监测与评价是以安全、有效为目标,坚持以病人为中心,以医疗服务质量为前提,为临床服务提供全程化技术支撑为切入点,借鉴药品处方管理指导思想,开展医用耗材处方管理为手段,努力保障规范、合理使用,切实降低患者负担。

医用耗材合理使用监测与评价工作主要包括两个方面内容,一是医用耗材使用情况的统计、分析、监管,二是医用耗材使用专家点评。具体内容如下:

(1) 使用数据监测。医用耗材管理部门应根据医用耗材采购情况,每月或每季度开展使用数据统计、分析及对比工作。

(2) 设立各项监测指标。如全院医用耗材使用占比、各科室、亚专科或治疗组医用耗材使用量及耗材占比、住院病人人均材料费用、DRG/DIP各病种医用耗材使用量等。

(3) 各个击破,找到异动耗材。通过监测数据和监测指标,发现可能存在使用异动的医用耗材。

（4）开展合理性使用评价。联合医务管理部门、医保管理部门等邀请临床使用专家,进行医用耗材使用规范性、合理性、经济性点评。主要包括:① 是否按适应证要求合理使用;② 院内医用耗材目录中是否有同类产品可供选择,使用哪个更合理;③ 是否超权限使用;④ 使用效果如何;⑤ 是否存在过度治疗;⑥ 是否发生过或可能发生(严重)不良事件。

（5）评价结果的应用和干预。根据专家点评结果及建议,制定科学、合理的医用耗材使用管理方案。对存在不合理使用的产品可采取降价、限量、限科、停用、重新招标等干预措施。对存在不合理使用的科室或个人可采取与科室绩效考核挂钩、下发整改通知书、警告、通报批评等干预措施。

第三节　医学装备的辐射安全管理

一、射线诊断防护相应国家标准

医用诊断 X 射线是重要人工电离辐射源,使用过程涉及场所及人员,既有内环境(针对工作人员和受检者),又有外环境(针对公众)的辐射防护问题,需考虑的辐射防护评价因素较多。因此,我国相关部门制定了一系列医用 X 射线诊断相关放射卫生防护相关标准如下:

（1）《医用 X 射线诊断受检者放射卫生防护标准》(GB 16348—2010)。标准规定了 X 射线诊断中受检者的防护原则和基本要求,适用于一切医学 X 射线诊断检查。

（2）《电离辐射防护与辐射源安全基本标准》(GB 18871—2002)。标准规定了对电离辐射防护和辐射源安全的基本要求,适用于实践和干预中人员所受电离辐射照射的防护和实践中放射源的安全,不适用于非电离辐射(如微波、紫外线、可见光及红外辐射等)对人员可能造成的危害的防护。

（3）国家职业卫生标准《放射诊断放射防护要求》(GBZ 130—

2020）。本标准代替《医用X射线诊断放射防护要求》（GBZ 130—2013）、《X射线计算机断层摄影放射防护要求》（GBZ 165—2012）、《医用诊断X射线个人防护材料及用品标准》（GBZ 176—2006）、《便携式X射线检查系统放射卫生防护标准》（GBZ 177—2006）、《医疗照射放射防护基本要求》（GBZ 179—2006）的放射诊断部分、《医用X射线CT机房的辐射屏蔽规范》（GBZ/T 180—2006）、《医用诊断X射线防护玻璃板标准》（GBZ/T 184—2006）、《车载式诊断X射线机的放射防护要求》（GBZ 264—2015）、《医用X射线诊断受检者放射卫生防护标准》（GB 16348—2010）。该标准规定了放射诊断的防护要求，包括X射线影像诊断和介入放射学用设备防护性能、机房防护设施、防护安全操作要求及其相关防护检测要求。本标准适用于X射线影像诊断和介入放射学。放射治疗和核医学中的X射线成像设备参照本标准执行。

二、射线诊断防护要求

我国既往发布了多项放射诊断防护相关标准，但是这些标准发布年代不同，对同类型的设备要求不尽一致，存在部分标准间重复的情况，给标准的使用带来不便。《放射诊断放射防护要求》（GBZ 130—2020）是对现有的多项放射诊断中的防护标准进行清理整合，也是目前行业参照的主要标准，其总则主要要求如下：

（一）管理要求

医疗机构应对放射工作人员、受检者以及公众的防护与安全负责，主要包括：

（1）放射诊断设备工作场所的布局、机房的设计和建造。

（2）配备与检查工作相适应的结构合理的专业人员。

（3）对工作人员所受的职业照射应加以限制，职业照射剂量限值应符合 GB 18871 的规定，个人剂量监测应符合 GBZ 128 的要求。

（4）对放射诊疗工作人员进行上岗前、在岗期间和离岗时的健康检查，定期进行专业及防护知识培训，并分别建立个人剂量、职业健康管理和教育培训档案。

（5）制定人员培训准则和计划，对人员的专业技能、放射防护知识和有关法律知识进行培训，使之满足放射工作人员的工作岗位要求。

（6）配置与X射线检查工作相适应的诊断设备、检测仪器及防护设施，采取一切合理措施以预防设备故障和人为失误。

（7）制定并落实放射防护管理制度、实施放射防护质量保证大纲，采取合理和有效的措施，将可能出现的故障和失误的后果减至最小。

（8）制定相应的放射事件应急计划，应对可能发生的事件，宣传该计划并定期进行实际演练。

（9）对受检者出现的放射损伤应及时报告卫生行政部门。

（二）防护最优化要求

（1）X射线诊断和介入放射学程序中受检者防护最优化的基本目标是使利益超过危害，使利益最大化。

（2）医疗照射最优化过程应包括设备的选择，除考虑经济和社会因素外，应对便于使用、质量保证（包括质量控制）、受检者剂量的评价和估算等诸方面进行考查，使之能得到足够的诊断信息和治疗效果。

（3）对确实具有正当理由需要进行的医用X射线诊断检查，应遵从放射防护最优化的原则并应用有关诊断参考水平后，在保证获得足够的诊断信息情况下，使受检者所受剂量尽可能低。

（4）在施行X射线诊断检查时，应严格控制照射野范围，避免邻近照射野的敏感器官或组织（例如性腺、眼晶状体、乳腺和甲状腺）受到有用线束的直接照射。

（5）医疗机构应当为受检者配备必要的放射防护用品，对邻近照射野的敏感器官或组织采取必要的屏蔽防护措施。建议在CT扫描中对受检者采用包裹式屏蔽防护措施。

（6）要特别注意对胚胎或胎儿的照射，特别是当孕妇受检者的腹部或骨盆受到有用线束照射或可能以其他方式接受大剂量时的最优化处置。

（7）在施行X射线诊断检查时，除受检者以外其他人员不应滞留在机房内。当受检者需要人员协助时,应对陪检者采取必要的防护措施。

(8) 对于诊断放射程序和图像引导介入程序,应确保使用:① 适当的医用放射设备和软件;② 适当的技术和参数,以便对受检者实施达到该放射程序的临床目的所需的最低限度的医疗照射,同时考虑到相关专业机构制定的可接受的图像质量相关规范和相关诊断参考水平。

(三) 质量保证要求

1. 放射诊断质量保证大纲

应制定一个放射诊断质量保证大纲,应包括:

(1) 影像质量评价。

(2) 受检者剂量评价。

(3) 在投入使用时和投入使用后定期对辐射发生器的物理参数的测量以及对显像装置的检查。

(4) 定期检查诊断中使用的相应的物理因素和临床因素。

(5) 书面记录有关的程序和结果。

(6) 剂量测量和监测仪器、相应校准和操作条件的核实。

(7) 纠正行动、追踪及结果评价的程序。

(8) 规定各种 X 射线设备及场所应经具备资质的机构检测,合格后方可使用。

2. 测量和校准

质量保证大纲中有关测量和校准的要求包括:

(1) 使用的剂量测量仪器应具有连续、有效地检定证书、校准证书或符合要求的其他溯源性证明文件。

(2) 在 X 射线诊断检查中应该使用与受检者剂量相关的适当的剂量学量。

(3) 在介入放射学中相关的量包括总透视时间、图像总数、透视剂量率、参考点剂量以及剂量面积乘积等。

三、放射卫生评价管理

放射卫生评价是根据《中华人民共和国职业病防治法》《放射诊疗管理规定》《电离辐射防护与辐射源安全基本标准》对建设项目开展放射卫生预评价、建成后对放射诊疗设备检测、放射诊疗工作场所防护检测以及对建设项目验收的放射防护控制效果评价；为防止放射工作人员受到过量照射(X、γ射线)，应定期对放射工作人员的外照射个人剂量监测，以保障放射工作人员与公众的健康和安全，同时也为行政部门监督检查提供技术依据。

1.预评价

根据《中华人民共和国职业病防治法》文件要求，医疗机构建设项目可能产生放射性职业病危害的，建设单位应当向卫生行政部门提交放射性职业病危害预评价报告。卫生行政部门应当自收到预评价报告之日起30日内，做出审核决定并书面通知建设单位。未提交预评价报告或者预评价报告未经卫生行政部门审核同意的，不得开工建设。

2. 竣工验收评价

建设项目在竣工验收前，建设单位应当进行职业病危害控制效果评价。医疗机构可能产生放射性职业病危害的建设项目竣工验收时，其放射性职业病防护设施经卫生行政部门验收合格后，方可投入使用；其他建设项目的职业病防护设施应当由建设单位负责依法组织验收，验收合格后，方可投入生产和使用。卫生行政部门应当加强对建设单位组织的验收活动和验收结果的监督核查。

医学装备的辐射安全管理工作不仅关系到人民群众的环境安全、健康检查权益，同时关乎医疗机构的合规合法运营，医疗机构应把此项工作列入重点工作，按照国家相关法律法规的各项要求逐项落实。同时在管理中医疗机构严格落实各项规章制度、加强辐射防护和操作人员、环境监测，持续改进医学装备辐射安全管理工作。

第四节　医学装备的调配

为保障医院临床各科室的诊疗工作,加强医院应急保障能力,提高医学装备的使用效能,医疗机构应当设置医学装备管理和调配部门,建立医学装备的调配机制和方案。

一、医学装备调配组织

医学装备调配主要包含医院各科室之间的调配,对于多院区的医疗机构,可进行院区之间的调配以及医学装备管理部门建立的应急调配机制。医学装备应急调配责任部门由院领导和医院装备委员会领导,统筹医疗机构一切可调配资源,一般设置在医学装备管理部门,由专人专岗负责日常调配和管理工作。

二、医学装备调配对象

用于调配的医学装备主要来源于以下内容:

(1) 医学装备应急管理和调配部门采购的各类用于调配的医学装备。

(2) 医院临床科室累计停用1年以上的闲置设备,属于维修、技术改造、特种储备、抢险救灾的医学装备除外。

(3) 因业务变化不再使用的医学装备;技术指标下降,但未达到报废标准尚能降级使用的医学装备。

(4) 重复购置的同类医学装备,且平均使用率在20%以下。

(5) 社会企业无偿捐赠的医学装备。

(6) 医学装备招标采购时谈判赠送的医学装备。

(7) 其他未提及的各类医学装备,医疗机构应急管理和调配部门应按照相关要求办理固定资产变更手续,统一归入应急调配医学装备管理和使用。

三、调配的流程和注意事项

医学装备调配时,严禁把国家有关部门明文规定不准生产、不准扩散和淘汰的或待报废的医学装备作为调配使用。医学装备调配应本着就内就景的原则,尽量避免长途运输,造成不必要的损失。

医院临床科室发生医学装备应急使用时,可向医院医学装备应急管理部门提出申请,医学装备管理部门接到申请后应立即启动调配流程,若医学装备管理部门备存的医学装备满足临床科室使用,可安排工作人员将设备送至临床科室使用,同时做好相应的登记和记录;若医学装备管理部门没有满足临床需要的设备,医学装备管理部门应按照应急调配流程,统筹医院内部或院区之间的医学装备,抽调满足条件的医学装备供其使用。

应急调配工作人员将调配的医学装备开机试验,检测合格后经借调科室人员签名确认接收。调配的应急医学装备使用结束后,医院临床使用科室进行清洁消毒后交还医学装备管理部门,交接时清点所有附属配件,查看是否有丢失和损坏情况,医学装备管理部门工作人员签字确认。医学装备配套使用的一次性医用耗材由借调使用科室承担,调配使用的医学装备如有人为损坏和附属配件丢失,使用科室需照价赔偿,赔偿金额按医院资产管理部门规定执行。借调医学装备的临床科室在使用过程中发现医学装备出现故障,应及时通知医学装备管理部门进行设备维修或调换。

医学装备应急管理部门应定期检查和保养存量调配的医学装备,按照医学装备管理部门的规定妥善保管,不得随意拆卸,防止腐蚀、损坏、遗失,确保医学装备性能完好。

突发自然灾害和公共卫生事件等紧急情况时,医疗机构医学装备管理部门可临时应急调配临床科室未使用的医学装备以保障应急救援使用。图6.1为医学装备应急调配常规流程图。

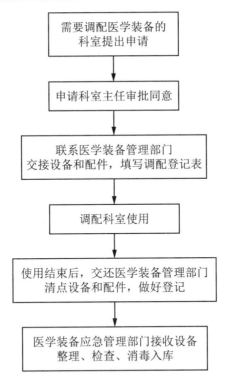

图6.1　医学装备应急调配常规流程图

第五节　医疗器械不良事件监测

一、医疗器械不良事件相关概念

2008年，原国家药品监督管理局与原卫生部联合发布了《医疗器械不良事件监测和再评价管理办法（试行）》（国食药监械〔2008〕766号）。此后的10年中，我国医疗器械不良事件监测工作逐步制度化、正规化、常态化，工作取得较为显著的成效，国家不良事件监测信息系统注册用户和医疗器械不良事件年报告数量大幅增加，国家、省、市三级不良事件监测网络逐步健全，监测技术机构和人员的能力水平不断提高。2014年修订出台的《医疗器械监督管理条例》（以下简称《条例》），对医疗器械不良事件监测和再评价工作提出了更为明确的要求。随着工作要求的进一步提高,医疗器械不良事件监测和再评价工作逐渐显露出企业重视程度不足、主体责任落实不够、监管强制力不足等诸多问题。

2018年8月13日,国家市场监督管理总局和国家卫生健康委员会联合发布《医疗器械不良事件监测和再评价管理办法》(以下简称《办法》),并于2019年1月1日起施行。完善并出台《办法》,将不良事件监测制度的法律层级从规范性文件提升至部门规章,从制度层面进一步明确医疗器械不良事件监测和再评价企业主体责任和监管责任,规范和细化工作要求,强化监管手段和措施,提升强制力、约束力和震慑力,对推动医疗器械不良事件监测和再评价工作,及早发现产品风险、消除安全隐患、保护公众健康安全发挥着重要作用。

医疗器械不良事件监测是实施医疗器械上市后监管的重要工作内容,是强化医疗器械全生命周期科学监管,提高监管成效的重要举措。为加强医疗器械不良事件监测和再评价,及时、有效控制医疗器械上市后风险,保障人体健康和生命安全,《医疗器械不良事件监测和再评价管理办法》对医疗器械不良事件、医疗器械不良事件监测、医疗器械重点监测和医疗器械再评价相当重要的相关术语做了定义。医疗器械不良事件是指已上市的医疗器械,在正常使用情况下发生的,导致或者可能导致人体伤害的各种有害事件;医疗器械不良事件监测是指对医疗器械不良事件的收集、报告、调查、分析、评价和控制的过程;医疗器械重点监测是指为研究某一品种或者产品上市后风险情况、特征、严重程度、发生率等,主动开展的阶段性监测活动;医疗器械再评价是指对已注册或者备案、上市销售的医疗器械的安全性、有效性进行重新评价,并采取相应措施的过程。

二、医学装备管理部门主要工作内容

医学工程处应指定专人负责医疗器械不良事件监测相关工作,主要包括:

(1)指导临床开展医疗器械不良事件监测。

（2）收集整理医疗器械不良事件报告表，按规定进行上报。

（3）开展对医疗器械不良事件的调查、分析、评价，并协助相关部门对事件进行处理和控制。

（4）向医疗器械不良事件报告人反馈关联性评价意见。

（5）协助举办医疗器械不良事件相关知识宣传和培训活动。

（6）协助开展医疗器械不良事件相关科研工作。

（7）协助组织召开医疗器械不良事件专题会议。

（8）做好与科室医疗器械不良事件监测联络员的联络和协调工作。

三、医疗器械不良事件上报基本要求与注意事项

1. 医疗器械不良事件上报基本要求

（1）应当遵循可疑即报的原则，即怀疑某事件为医疗器械不良事件时，均可以作为医疗器械不良事件进行报告。

（2）报告内容应当真实、完整、准确。

（3）任何个人发现医疗器械不良事件，有权上报。

（4）导致死亡的医疗器械不良事件应当在7日内完成上报；导致严重伤害的、可能导致严重伤害或者死亡的在20日内完成上报。

（5）发现群体医疗器械不良事件后，应当立即停止使用，并告知医学装备管理部门。

（6）事件过程请保留照片或视频。

2. 可疑医疗器械不良事件报告填报注意事项

（1）器械故障及主要伤害：使用器械时出现故障，引发的可能与该医疗器械使用有关的有害事件的表现（明确、具体）。

（2）事件后果：□死亡，□严重伤害，□其他。

（3）事件情况：使用过程、伤害表现或者器械故障表现等。

（4）产品名称：产品注册证名称。

（5）注册证号：包装或产品注册证号。

（6）设备SN号/产品批号：产品标签SN号或包装批号。

（7）生产企业名称：产品标签或包装生产企业名称。

（8）事件发生初步原因分析：综合患者本身，医疗器械的设计、使用、性能、医护人员的操作使用情况及其他因素初步分析发生的可能原因。

（9）事件初步处理情况：事件发生后所采取的处理措施及结果。

四、案例

【案例1】 某医疗机构普外科行下腔静脉滤器植入术中使用的腔静脉滤器未自行膨开，导致该耗材随血流迅速冲向心脏。临床立即邀请心脏外科急会诊，在全麻体外循环下行心脏异物取出术，保证患者生命安全。

处理方法：

（1）临床使用科室将术中图像及该医用耗材出现使用异常的情况及时反馈至医用耗材管理部门，申报院内医用耗材不良事件。

（2）医用耗材管理部门与产品供应企业联系调查原因，要求生产企业对该产品进行产品质量鉴定检测。检测结果为产品出厂质量不合规原因。

（3）立即封存同批次滤器，发布院内风险预警信号，加大使用该产品的临床科室的沟通，密切关注使用情况。

（4）将不良事件发生具体时间、使用情况等信息上报至国家医疗器械不良事件监测系统平台。

【案例2】 某医疗机构在手术前发现某品牌一次性吻合器前端疑似锈迹污染。

处理方法：

（1）临床科室立即停止使用该产品，联系医用耗材管理部门更换新产品或其他品牌产品替代。同时，申报院内医用耗材不良事件。

（2）医用耗材管理部门与产品供应企业联系调查原因，要求生产企业对该产品进行产品质量鉴定检测。检测结果为焊缝表面氧化层未抛光彻底，氧化残留物与基体材料形成电化学电池源，氧化物为正极产生电化学腐蚀，形成锈蚀斑。

（3）立即封存替换该批次吻合器，厂家修订焊接抛光检验规程，加入焊缝抛光高倍镜检验项目，对器械"抵钉座"结构优化，将焊接结构优化为冲压结构，降低由于长距离焊接而引起的器械表面结构的损伤。

（4）将不良事件发生具体时间、使用情况等信息上报至国家医疗器械不良事件监测系统平台。

第七章 医学装备维修和维保

第一节 医学装备维修与质量控制

一、医学装备维修

1. 医学装备维修概述

医学装备在运行使用过程中,由于外部负荷、内部应力、介质腐蚀和自然侵蚀等因素的影响,医学装备的个别部件或整体,都会因此改变尺寸、形状,降低机械强度、刚度和精度等级等,如零部件松动、元器件老化、接触不良、控制失灵或精度下降等。随着时间的推移,其性能劣化加剧,造成医学装备无法达到技术说明书的功能要求。为保持或恢复医学装备能继续达到功能要求的能力,对医学装备进行检查、修理和计量等工作,统称医学装备维修。

医学装备在使用过程中,不可避免地会出现各种故障妨碍设备的正常使用,只有及时维修排除故障,才能确保在用的医学装备达到临床使用要求,保证设备的使用安全有效,为临床诊治发挥应有的作用。为保证医学装备的正常运行并延长其使用寿命,以满足医疗、教学、科学研究等活动的需要,医疗机构应该将医学装备维修工作纳入医院管理重点工作范畴。

2. 医学装备维修内容

医学装备维修工作一般应由院内临床工程技术人员负责,也可委托设备生产供应商或具有维修资质的第三方承担维修服务。不论采用何种方式,必须由专业工程技术人员负责设备维修工作。

医学装备维修部门应实行分片、分类负责模式,充分发挥每位临床工程师的能力和特长,使这些设备可以得到更专业的服务,这样既有利于明确职责,也有利于提高专业技术。分管工程师对自己负责的设备应做到会使用、会保养、会检查、会排除故障、会计量、会质控。医学装备维修部门要建立维修值班制度,确保节假日期间医学装备出现问题时能得到及时处理。

下列几种情况,临床工程师需要对医学装备进行维修:

(1)在使用中出现故障的。

(2)在预防性维护或巡检中发现存在故障的医学装备。

(3)在计量校准中技术指标不合格的。

(4)在各种质控检测中质量指标不合格的。

3. 医学装备维修方式

根据购买维保及维修主体的情况,日常医学装备维修有以下几种情况:

(1)医学装备在质保期内,由厂商或供应商工程师负责维修。

(2)医学装备在质保期外,由签订维修服务合同供应商负责维修。

(3)由于技术水平、配件供应等原因,医疗机构无法承担的维修,可由具有维修资质的第三方维修服务公司负责维修。

(4)由临床工程技术人员自行维修。

4. 医学装备维修流程

医疗机构应该建立电子化维修申报流程或设备维修管理系统,对需要维修的医学装备由使用科室或医学装备兼职管理员提出申请,填写维修申请表;紧急情况下也可先口头申请或电话通知,再补报申请流程。

医学装备使用中出现故障或存在安全隐患时,应立即停止使用,小型便携式医学装备可送至设备维修部门进行维修,维修值班人员负责登记设备使用科室、设备故障信息等,并通知相应的分管工程师处理。临床工程师接到维修申请后应及时检修,在最短的时间内采用最经济、合理的方法排除故障,恢复仪器的正常功能。工程师确认无法自修的医学装备,做好标记,并通知使用科室做出相应的调整和安排。

拟定维修方案后反馈至使用科室,并根据相关规定确认是否启动紧急维修流程。医学装备需要外请维修或购买自修配件时,由使用科室提出申请,履行逐级审批手续。所有外请维修或购买自修配件的项目,均需做到信息充分公开。

各科室不得未经审批自行谈价维修或购置配件。为确保维修质量,在同等条件下,应优先选择原厂家或原厂授权的代理维修商。选择第三方维修时,第三方维修服务机构应是正式登记注册的医学装备维修公司。急救生命支持类和大型医疗设备等发生故障,影响临床治疗和医疗安全,且无替代设备时,经审批同意后启动应急程序,进行紧急维修;原则上紧急维修优先选择原厂或原厂授权的代理维修商,维修完成后,按规定补充相关手续和材料。

不论何种情况,维修人员都应将维修过程,包括故障原因、维修工作内容、维修材料消耗等记录下来,并形成完整规范化的维修报告。

维修后的医学装备移交使用前应对照维修手册或使用说明书进行性能检查,必要时使用质控设备对相关参数进行质量控制检查,检查合格后方可再次投入使用,维修后仍不能达到使用安全标准的医学装备不得投入使用。医学装备维修完成后应由使用科室、分管临床工程师签字确认,保存并及时归档工单等相关资料。

图7.1为医学装备维修工作流程图。

二、医学装备质量控制

(一) 医学装备质量控制概述

医学装备质量控制是指通过专业检测设备按计划定期对在用医学装备各项技术参数进行测试,判断其是否满足相应标准、规程或技术规范的要求,从而对设备质量特性及可靠性进行确认,及时了解和掌握在用医学装备的性能状况,确保应用质量和使用安全,达到最佳诊疗效果,使对患者伤害的可能性降到最低程度。

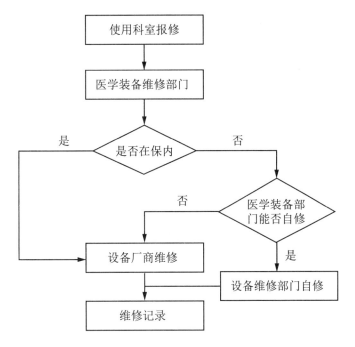

图7.1　医学装备维修工作流程图

医学装备的质量控制的目的是运用管理和医学工程技术手段,以确保临床应用质量和病人安全。医学装备质量控制的理论基础是基于医学装备的风险管理理论,主要包括风险分析、风险评分和风险控制三个部分。质量控制是医学装备应用安全与质量管理的重要技术手段,是保障临床诊疗安全的重要基础。

(二)开展质量控制的意义

对于患者而言,开展医学装备质量控制是为了保证医学装备符合规定的技术标准和技术要求,保证医学装备处于安全、有效的工作状态,为临床医疗服务提供有力的保障,确保患者得到安全有效的救治。

对于医院而言,开展医学装备质量控制是减少设备故障,降低维修成本,防范使用风险的有效手段。通过对医学装备的定期质控检测,能及时了解设备的性能状态,为临床工程师定期进行预防性维护和维修保养工作提供依据。在检测过程中,对于质量控制不合格的医学装备,应立即停止使用,进行设备维修,维修完成后再按照要求进行一次质量控制检测,检测合格后方可继续使用,以防患于未然,避免医疗事故的发生,保证诊疗安全。

(三)质量控制网络的建立

质量控制管理网络的建立是个系统工程,包括国家法律、行政规章、部门制度和诊疗规范等不同层面,涉及人员、设备、环境、过程和信息等各方面要素。医疗机构应当建立覆盖全院的三级质控管理网络,包括医院层面的管理组织,医学工程部门的质控组织,临床科室。

1. 医疗机构应成立医院医学装备质量控制管理组织

人员一般由院领导、医务部门、护理部门、医学工程部门、各临床科室的主要负责人及质控技术人员组成,负责医学装备质控管理工作,主要职责如下:

(1)组织学习、宣传并动员全体工作人员贯彻落实医学装备质量控制相关法律法规。

(2)建立医学装备质量控制体系,制定医院质量控制工作方针、政策和制度。

(3)对医学装备质量相关的医疗技术和行为进行监督检查,并对产生严重后果的医疗技术和行为采取相应的管理措施。

(4)组织建立医院质量控制室,建立健全医院医学装备质量控制管理网络。

2. 以医院医学工程部门为基础,成立医院医学装备质量控制室

由医学工程部门技术人员组成,负责全院质控检测的执行及技术管理工作,其主要职责如下:

(1)严格执行国家和上级有关部门制定的医疗器械质量控制有关规定。

(2)负责全院各科室医学装备质量控制设备的监督、管理工作,按医学装备质量控制体系要求开展工作。

(3)负责按照医院与相关法律法规的要求,建立医学装备质控控制的标准设备,按相关规定进行日常管理。

（4）医院规定纳入质量控制管理体系的医疗设备,要定期自行进行质量控制检测,确保其准确性。

（5）负责质量控制设备的档案管理,做好账物相符、统计造册等工作,保管检测记录。

（6）负责年度医学装备质量控制检测人员的培训考核。

（7）负责年度医学装备质量控制管理体系的内部审核工作,确保其持续质量提升。

3. 临床科室层面

由各临床科室的主要负责人及医学装备兼职管理员组成,负责本科室质控管理工作。医学装备兼职管理员负责协助医学装备管理部门做好管理工作。其职责如下：

（1）协助建立本科室医学装备质量控制台账,熟悉设备安装位置。

（2）协助制定本科室医学装备质量控制检定检测计划,并配合实施。

（3）对医学装备日常使用和质量控制等过程实施监督,杜绝使用未经检测或者检测不合格的设备。

（四）医学装备质控检测设备及质控表单

常用的质控检测设备有电气安全分析仪、生命体征模拟仪、气流分析仪、输液设备分析仪、除颤器分析仪、婴儿暖箱分析仪等。

目前比较常见的纳入医院质量管理的医疗设备有监护仪、高频电刀、输注泵、呼吸机、麻醉机、除颤仪等。质量控制的表单可使用当地医学装备质量控制中心的模板。常用生命急救类设备的质控表单,如表7.1～表7.7所示。

表 7.1　除颤仪质控表单

使用科室					
检测依据		除颤器质量检测技术规范			
项目类别		被检设备		检测仪器	
设备名称		除颤仪		除颤器分析仪	
品牌					
型号规格					
资产编号					
外观检查		□符合　□不符合			
释放能量(J)	标称值	测量值	误差	标称值	测量值	误差	能量偏离情况判断
允许误差 ±15%或±4J (取最大值)	10			100			□符合　□不符合
	30			200			
	50			360			
充电时间(min)	1 min 内充放电次数(≥3)		□正常　□不正常	内部放电		□正常　□不正常
心电拾取	□有电极板心电拾取功能　□无		是否符合要求			□符合　□不符合
同步模式	□有同步发功能　□无同步触发功能					□符合　□不符合
心率示值	设定值	60(57~63)	120(114~126)	180(171~189)	100(95~105)	30(28~32)	心率测试结果
	测量值						□符合　□不符合
声光报警	报警限检查	□正常　□不正常	□符合　□不符合	□符合　□不符合	静音检查	□符合　□不符合
检测结论	偏离情况记录			不符合情况说明:		

表 7.2　监护仪质控表单

使用科室						
检测依据	监护仪质量检测技术规范					
项目类别	被检设备 监护仪		检测仪器（模拟器） 生命体征模拟仪			
设备名称						
品牌						
型号规格						
资产编号						
最大允差	心率		显示值的±5%+1个字			
	呼吸率		±5%			
	无创血压		±1.3 kPa（±10 mmHg）			
	血氧饱和度		±3%			
外观功能	□符合 □不符合 不符合情况说明：					

心率（次/min）	设定值	60(57~63)	120(114~126)	180(171~189)	100(95~105)	30(28~32)	心率检测结果 □符合 □不符合 □不适用
	测量值					
呼吸率（次/min）	设定值	20	60	80	40	15	呼吸率检测结果 □符合 □不符合 □不适用
	测量值					
无创血压（mmHg）	设定值	180/120(140)	150/100(117)	120/80(93)	100/65(77)	75/45(55)	动态无创血压检测结果 □符合 □不符合 □不适用
	测量值					
血氧饱和度（%）	设定值	88	95	100	98	85	血氧检测结果 □符合 □不符合 □不适用
	测量值					

续表

无创血压静态示值准确性150 mmHg	□符合 □不符合 □不适用	无创血压气压密性：泄漏率不大于7.5 mmHg	□符合 □不符合 □不适用
声光报警	□符合 □不符合	报警限检查	静音检查 □符合 □不符合
测结论	□合格 □不合格	备注	

表7.3 呼吸机质控表单

使用科室				
检测依据	质控计划名称	呼吸机质量检测技术规范		
项目类别	被检设备	呼吸机	检测仪器	气流分析仪
设备名称				
品牌				
型号规格				
资产编号				
设备外观、使用时间、年限检查	□符合 □不符合	不符合情况说明：		

机械通气参数检测

潮气量（VCV模式）	设定值（mL）	300	500	800	最大允差	符合情况
	输出实测值				±10% 或 ±25 mL	□符合 □不符合
	呼吸机示值					□符合 □不符合
强制通气频率	设定值（BPM）	40	20	15	最大允差	
	输出实测值				±5%	□符合 □不符合
	呼吸机示值					□符合 □不符合

续表

项目		1:1	1:1.5	1:2	最大允差	符合情况
吸呼比	设定值(I:E)	1:1	1:1.5	1:2	±5%	
	输出实测值					□符合　□不符合
	呼吸机示值					□符合　□不符合
吸入氧浓度 FiO₂(%)	设定值(%)	90	60	30	最大允差 ±5%(V/V)	
	输出实测值					□符合　□不符合
	呼吸机示值					□符合　□不符合
吸气压力水平 PCV或新生儿呼吸机的PLV模式	设定值/cmH₂O	40	25	15	符合情况 ±3 cmH₂O	
	输出实测值					□符合　□不符合
	呼吸机示值					□符合　□不符合
呼气末正压 PEEP VCV模式 VT=400 mL	设定值/cmH₂O	15	5	2	最大允差 ±2 cmH₂O	
	输出实测值					□符合　□不符合
	呼吸机示值					□符合　□不符合

机械通气模式评价

容量预制模式	□符合　□不适用	流量触发功能	□符合　□不适用
压力预制模式	□符合　□不适用	压力触发功能	□符合　□不适用

安全报警功能等检查

电源报警	□符合　□不适用	氧浓度上/下限报警	□符合　□不适用
气源报警	□符合　□不适用	窒息报警	□符合　□不适用
气道压力上/下限报警	□符合　□不适用	病人回路过压保护功能	□符合　□不适用
分钟通气量上/下限报警	□符合　□不适用	按键功能检查(含键盘锁)	□符合　□不适用

表7.4 高频电刀质控表单

设备使用科室					
检测依据	JJF 1217—2009 高频电刀校准规范				
项目类别					
设备名称	被检设备 高频电刀		质控计划名称	高频电刀检测仪	
品牌					
型号规格					
资产编号					
最大允许误差	输出功率±20%，高频漏电流≤150 mA（单极），高频漏电流≤60 mA（双极）		检测仪器	高频电刀检测仪	

输出功率(W)						结果
电极电切	设定功率(W)	75(62.5~93.7)	150(125~187.5)	225(187.5~281.2)	300(250~375)	□符合 □不符合 □不适用
	测量值(W)					
电极电凝	设定功率(W)	30(25~37.5)	60(50~75)	90(75~112.5)	120(100~150)	□符合 □不符合 □不适用
	测量值(W)					
双极电切	设定功率(W)	12.5(10.5~15.6)	25(20.9~31.2)	37.5(31.3~46.8)	50(41.7~62.5)	□符合 □不符合 □不适用
	测量值(W)					
双极电凝	设定功率(W)	12.5(10.5~15.6)	25(20.9~31.2)	37.5(31.3~46.8)	50(41.7~62.5)	□符合 □不符合 □不适用
	测量值(W)					

续表

高频漏电 (mA)	单极模式（≤150 mA）		单极电切	单极电凝	单极模式测试结果	双极模式（≤60 mA）		双极电切	双极电凝	双极模式测试结果
	电极高频漏电	中性电极高频漏电			□符合 □不符合 □不适用	电极1	电极2			□符合 □不符合 □不适用
接触电阻监测	声光报警功能		□符合	□不符合				□符合		□符合 □不符合 □不适用
检测结论	情况说明		□符合	□不符合				□符合	"填入文字"	□不符

表 7.5　输液泵质控表单

设备使用科室		质控计划名称	输液泵、注射泵质量检测技术规范		
检测依据					
项目类别		被检设备	输液泵	检测仪器	输液设备分析仪
设备名称	输液泵				
品牌					
型号规格					
资产编号					
外观检查	□符合　□不符合，不符合情况说明：				
流量检测	流量测试点	25 mL/h	100 mL/h		
	流量（mL）				
	平均流量	测试结果　允许测量误差±10%　□符合　□不符合			

续表

检测类别	阻塞报警设置值	报警时间(min)	报警压力(mmHg)	报警系统	测试结果
阻塞报警检测	堵塞	□符合 □不适用	□符合		□符合 □不符合
报警系统检测	电池电量不足	□符合 □不适用	□符合	即将空瓶	□不符合 □不适用
	输液管路安装不妥	□符合 □不适用	□符合	流速错误	□不符合 □不适用
	电源线脱开	□符合 □不适用	□符合	气泡报警	□符合 □不符合 □不适用
		□符合 □不适用		开门报警	□符合 □不符合 □不适用
检测结论	备注				

表 7.6 注射泵质控表单

设备使用科室		质控计划名称	
检测依据	输液泵、注射泵质量检测技术规范		
项目类别	被检设备	检测仪器	
设备名称	注射泵	输液设备分析仪	
品牌			
型号规格			
资产编号			
外观检查	□符合 □不符合，不符合情况说明：		

流量检测	流量测试点	5 mL/h 流量(mL/h)	25 mL/h 流量(mL)	测试结果 允许测量误差±10%
	平均流量			□符合 □不符合

续表

阻塞报警检测	阻塞报警设置值	报警时间(min)	报警压力(mmHg)	测试结果	
				□符合	□不符合
报警系统检测	堵塞	即将空瓶	□符合	□不符合	□不适用
	电池电量不足	流速错误	□符合	□不符合	□不适用
	输液管路安装不妥	气泡报警	□符合	□不符合	□不适用
	电源线脱手	开门报警	□符合	□不符合	□不适用
检测结论	备注				

表 7.7　婴儿暖箱质控表单

设备使用科室		质控计划名称	
检测依据		婴儿培养箱质量检测技术规范	
项目类别			
设备名称	被检设备　婴儿培养箱	检测仪器　婴儿培养箱分析仪	
品牌			
型号规格			
资产编号			
外观检查	□ 符合　　□ 不符合，不符合情况说明：		
温度设定值 $T0$（℃）	温度 $T1$ 测量值（℃）	温度 $T2$ 测量值（℃）	温度 $T3$ 测量值（℃）
温度显示值 Tx（℃）	$T1$ 波动值	$T2$ 波动值	$T3$ 波动值

续表

参数	要求	判定
显示值误差(≤0.8)	均匀性要求(≤0.8)	□ 符合 □ 不符合
升温时间△t(min)(≤35)	噪声正常状态(≤55 db)	□ 符合 □ 不符合
设定值误差(≤1.5)	报警激活状态(≤80)	□ 符合 □ 不符合
波动值(≤0.5)	空气流速(m/s)(≤0.35)	□ 符合 □ 不符合

肤温模式参数检查

测量/设置值	要求	判定
温度设定值 $T0$(℃)	显示值误差 $|Tx-T2|$(≤0.3)	□ 符合 □ 不符合
温度显示值 Tx(℃)	设定值误差 $|T0-T2|$(≤1.5)	□ 符合 □ 不符合
温度 $T2$ 测量值(℃)	升温时间△t(min)(≤35)	□ 符合 □ 不符合
$T2$ 波动值	波动值(≤0.5)	□ 符合 □ 不符合

报警功能及其他参数检查

设置值	测试值	功能	判定	报警	判定
湿度设置值	湿度测试值	湿度控制功能	□ 符合 □ 不符合 □不适用	断电报警	□ 符合 □ 不符合
氧浓度设置值	氧浓度测试值	氧浓度控制功能	□ 符合 □ 不符合 □不适用	超温报警	□ 符合 □ 不符合

检测结论 □ 符合 □ 不符合

备注：

第二节　医学装备的预防性维护

预防性维护(Preventive Maintenance，PM)是指医学装备投入运行后周期性地对医学装备进行一系列科学的维护工作，以确保仪器安全地处于最佳工作状态。这一系列预防性的维护工作主要包括医学装备外观、控制部件及内部清洁、润滑、更换易耗元件等。

一、预防性维护的意义

预防性维护是保障医学装备安全有效地工作的重要手段，在医疗机构开展医学装备的预防性维护具有以下意义：

（1）确保医学装备处于安全、最佳工作状态。

（2）减少故障次数和维修工作量，起到防患于未然之效。

（3）延长仪器使用寿命，降低维修成本。

（4）沟通技术人员与医护人员的联系，及时纠正一些错误操作。及时收集仪器使用的反馈信息，提高采购仪器的可靠性及实用性。

（5）作为医学工程人员在职培训和学习的方法之一，提高医学工程人员的技术素质。

二、预防性维护工作内容

PM的内容即预防性维护时需检查、调整校对的项目和步骤。医学装备的种类很多，它们的功能、原理、结构和电路各不相同。因此，不同的医学装备预防性维护的内容是不同的，要根据医学装备的工作特点来确定，也可根据生产厂商提供的技术资料中有关PM的内容决定，一般有以下几部分内容：

（1）外观检查。外观检查首先检查仪器各旋钮开关、接头插座有无松动及错位，插头插座的接触处有无氧化生锈或接触不良，电源线有无老化,散热排风是否正常,各种接线的连接和管道的连接是否良好。

（2）清洁与保养。清洁保养是对仪器表面与内部电气部分与机械部分进行清洁,包括清洗空气过滤网及有关管道;对仪器有关插头、插座进行清洁,防止接触不良;对必要的机械部分进行加油润滑。

（3）更换维修。对已达到使用寿命及性能下降、不合要求的元器件或使用说明书中规定要定期更换的配件要进行及时更换,预防可能的故障发生,扩大或造成整机故障。对电池充电不足的情况要督促有关人员进行定期充电,排除设备明显的和潜在的各种故障。

（4）功能检查。开机检查各指示灯、指示器是否正常;通过调节、设置各个开关和按钮,进入各功能设置,以检查设备的基本功能是否正常。通过模拟测试,检查设备各项报警功能是否正常,包括参数设置范围报警故障代码显示与报警、声光报警、机械安全保护过载报警、开机自检或手动自检功能等。

（5）机械检查。检查机架是否牢固,机械运转是否正常;各连接部件有无松动、脱落或破裂等迹象。

三、预防性维护影响因素

预防性维护的时间周期,应根据不同医学装备与具体情况决定。一般应从医学装备的属性、物理风险、安全性能、初始状态、使用效率等各个方面加以分析,制定一个量化的评分标准;决定PM的频率,如半年到一年,也有每个月内容不同的PM。由于医学装备的种类很多,且功能、原理、质量各不相同,它们所需要的预防性维护的要求和工作也有很大差别。例如,一台吸引器和一台多参数监护仪的预防性维护要求和工作量是大不相同的。为了能区别医学装备在预防性维护中的重要性和迫切性,指导预防性维护方案的制订和评价预防性维护工作,应该把医学装备按不同的特点区分开来,设立优先等级。重要性越大、安全性要求越高、故障率越高的医学装备,其预防性维护优先等级也应越高。PM周期也应考虑工作因素,决定PM周期的因素包含如下:

（1）设备使用频率。一般来说,使用越频繁,做PM次数亦相应增加。此外,还应考虑使用年限。

（2）设备属性。一般来说,如呼吸机、血气分析仪等管路较多的仪器,PM次数应多一些。

（3）设备的风险因素、风险水平分析。如安全性、重要性等。

（4）使用环境。使用环境清洁与否;周围湿度、温度、大气压等物理因素。

（5）操作人员技术水平。使用人员熟悉仪器操作合理,所需PM次数就可少一些。

四、预防性维护工作流程

根据预防性维护实施主体的不同,可分为医院工程师自主预防性维护和原厂或第三方预防性维护。

（1）医院工程师自主预防性维修。医学工程部门负责按医学装备类别编制预防性维护检查表单和预防性维护分级标准,根据所有医学装备预防性维护周期的要求和相应的维护分级标准来制定当月的预防性维护计划。医学工程部门按照维护计划安排有关技术人员有目的、有计划地进行预防性维护,每次PM工作结束后,并对PM工作记录归档和统计分析。

（2）原厂或第三方预防性维护。医学工程部门负责检查督导医学装备维保合同中的预防性维护计划执行情况,妥善保管预防性维护执行表单等材料,每年对其进行分析和总结,并提出改进措施。

图7.2为医学装备预防性维护流程图。

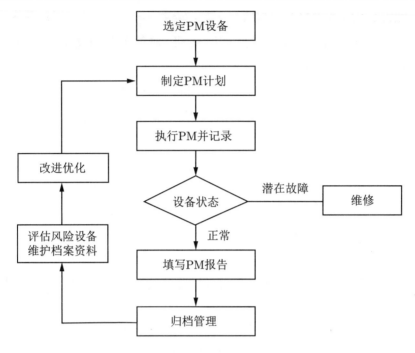

图7.2 医学装备预防性维护流程图

第三节 医学装备维修成本控制

新医改模式下,医学装备的维修质量直接影响医院的医疗水平及其服务质量,如何提高医学装备维修管理水平,降低医学装备的维修维护及运行成本,成为各大医院面临的重要挑战。怎样搞好医学装备维修管理,有效控制维修费用等问题应得到现代医院管理层和医学装备管理部门的高度重视。

一、医学装备维修成本分析

1. 基本维修成本

基本维修成本包括基本材料,如电源线、焊锡丝、绝缘材料、散热材料等;能源消耗,如电量、油料等;配件消耗,如晶体管、板块总成、电动设备类、光学设备类、制冷设备类、放射设备类、生化设备类、机械设备类等医学装备的配件消耗。

2. 工时经济成本

一般医学装备的维修人员的工时费单独核算或已纳入维修配件费用中,部分医学装备维修人员的上门费、差旅费需要提前支付,这部分的费用均属于工时经济成本。

3. 维保成本

一些大型医院设备或价值较大的特殊医学装备的维修技术高,医院无法自修,且维修配件只有能从生产厂商获取,此类医学装备需要购置生产厂商或授权代理商的维修维保服务,此类维保成本往往金额大,占整体维修比例高。

4. 常规定期开展的维修成本

医学装备管理部门每年定期开展的设备巡检、预防性维护、质量控制、计量检测等费用也应纳入维修成本管理。

医学装备的维修费用是一个敏感的问题,更是一个必须面对的现实问题。对医学装备的维修维护是医学装备管理部门的重要工作,每年产生的医学装备维修支出是医院设备管理委员会了解整个医院医学装备的使用状态和效益分析的直观途径之一。当某类医学装备的维护费用与业务收入的比值增大就必须考虑淘汰。使用医学装备的临床科室也很注重维修费用的支出,他们出于成本核算考虑会要求支出费用越少越好。管理好设备的维修费用,也是和临床使用科室良性沟通的根本。因此,如何合理控制维修成本,促进医院设备效益,就显得非常重要。

二、维修成本控制方法

1. 提高自身水平能力

医院维修工程师应提高自身维修业务水平,厂家或第三方维修公司的维修人员来医院进行设备维修时往往需要额外的人工费和差旅费,这样可减少对厂家或第三方维修公司的依赖,降低维修费用。

2. 报废再利用

对医院内报废的医学装备,医学装备管理部门可对报废的医疗设备的可用配件进行拆解再利用。特别是一些厂家停产的老旧款医疗设备,维修配件无法获取,将报废设备中可继续使用的配件拆解利用使得医疗设备继续工作。

3. 3D打印技术应用

医院利用3D打印技术可使医院获取一些厂家无法单独更换的小微维修配件,避免医疗设备整个功能模块的维修或更换,3D打印技术的应用可替代一些必须依赖厂家的维修,使维修费得到降低。

医学装备维修费用涉及设备维修配件、设备维保费、外送维修费用等。医学装备管理部门每年统计全年医院医学装备维修费用总额,分析各类设备的维修费用占比,统计权重较大的维修费用,将全年维修费用总额和上一年度相比较,分析维修费用变动百分比及原因。

做好医学装备维修成本分析和评价,可为下一年度的医学装备维修预算编制提供重要的数据支持,同时医学装备维修成本分析和评价也是医院成本管控的必要举措。

第四节　医学装备档案管理

医学装备档案管理是医学装备管理中重要的一环,档案的内容反映了医学装备全生命周期管理的整个过程,根据《中华人民共和国档案法实施办法》《医疗器械监督管理条例》等法律法规,对使用期限长的大型医疗器械,应当逐台建立使用档案,记录其使用、维护、转让、实际使用时间等事项,记录保存期限不得少于医疗器械规定使用期限终止后5年。医疗器械使用单位应当妥善保存购入第三类医疗器械的原始资料,并确保信息具有可追溯性,所以医学装备的档案管理十分重要。

一、档案内容

（一）医疗设备档案内容

医疗设备档案是医疗设备在其采购、安装验收、使用、维修过程中形成的具有保存价值的图样和文件材料等，其内容主要有两大部分：第一部分是验收投入使用前的流转档案，包括采购依据、科室提供的参数、挂网参数、挂网信息、招标会议议程及会议记录、招标产品需附完整版的标书（正或副本）、经济合同申鉴表、合同、中标通知书等；第二部分是医疗设备验收投入使用后的档案，包括设备安装调试验收记录（安装报告、安装培训记录、设备安装通知单或转移单、外贸设备相关资料等）、设备随机资料（中英文使用说明书、装箱单等）、设备投入使用后的维修、保养、升级等发生的记录，包括外请第三方和购买保修产生的记录。

（二）医用耗材档案内容

医用高值耗材档案管理是对所有医用高值耗材的产品档案、供应商档案、采购档案、出入库记录档案、使用记录档案等的综合档案管理。所有资料在耗材用完后保存5年，植入人体的一次性耗材资料由院档案室统一管理，永久保存。进货查验记录应当保存到医学装备规定使用期限届满后2年或者终止使用后2年。大型医学装备进货查验记录应当保存至医学装备规定使用期限满后5年或者终止使用后5年。

二、医学装备档案的管理

为确保医院医学装备档案完整、准确、安全，在医学装备采购、使用、保养维修等工作中得到充分利用，医院医学装备档案管理坚持集中统一管理的原则，制定完善的医学装备档案管理制度。

（1）建立健全管理体系，责任到人，分工明确。以医院综合档案室管理体系图为基础，确定一名院级领导为主管领导，负责对医学装备档案的督导，指定综合档案室专职档案员对医学装备档案进行立卷、归档、日常管理及维护，指定医院医学装备管理部门兼职档案人员对医院器械档案进行收集及预立卷。

（2）建立健全医学装备管理制度。建立并完善设备档案的收集制度，以确保档案的完整移交；建立并完善设备档案的保管制度，使设备档案处于最佳保管状态，便于随时开展有效的服务；建立并完善设备档案的借阅制度，确保设备档案长期处于监控状态，不丢失。

（3）严格档案借阅制度，按档案借阅流程履行借阅手续。制度要求当所借阅的档案需要带出档案室时，一般只借阅备份的复印件。超过借阅时限后，由档案管理人员进行催要，并根据实际工作的需要可进行适当的延长。

三、医学装备档案的收集、立卷与归档

（一）档案的收集流程

（1）医疗设备档案的建立过程往往要经历若干个环节和不同部门的人员，所以需要综合档案室专职档案员及各科室兼职档案员共同完成。

（2）每台（件）医学装备到货安装时，医学装备管理部门通知综合档案室，档案室指定兼职档案员到场进行开箱验收。开箱完毕后，档案人员在验收报告上签字，并收齐装箱单、安装调试报告、仪器说明书等全套随机材料。

（3）在每台（件）医学装备安装、验收、投入正常使用后在约定时间内，将该器械所有筹购资料、随机设备技术资料整理后，由医学装备管理部门兼职档案员完成预立卷，后移交综合档案室。

（4）医学装备维修人员也应对维修记录等资料进行整理移交综合档案室。

（二）医学装备档案的立卷

（1）综合档案室对医学装备管理部门交来的档案资料进行登记，填写《档案移交登记表》，做好交接记录。

（2）综合档案室对医学装备管理部门交来的资料按照一定顺序进

行再次整理。主要按照文件发生的先后顺序进行整理。

（三）医学装备档案的归档

每台(件)器械档案整理完毕后,参照文书档案的归档方法,严格按照如下流程进行归档：

（1）将归档文件中所有带文字的纸张进行页码编制。

（2）用档案专用不锈钢钉或线进行单件装订,在每一"件"文件的右上方加盖归档章,并将归档章内容填写齐全。

（3）将档案有关信息录入档案软件中。

（4）按件号顺序装盒,填写档案盒背脊内容,做到字迹清楚、整齐、美观。

（5）将档案盒及时存放于档案柜中,确保档案不丢失。

（6）打印档案目录并装订,制成检索工具。

四、档案的借阅

档案的原件一般不外借,如因特殊需要,必须借用时,应办理借阅手续,借出的档案材料,借用人要妥善保管,不得毁坏和遗失,同时,要按期归还,如有损坏、遗失,由借用人负责。

第八章 医学装备报废和处置

第一节 医疗设备报废技术鉴定

一、医学装备报废的概念

报废指医学装备使用年久、结构陈旧、技术落后、损坏后因维修费过高已无修复使用价值,医学装备性能不良、可能引起诊断错误的设备被弃置不用。

二、医学装备报废的条件

凡符合下列条件之一的医学装备应按报废处理:

(1)严重损坏无法修复。

(2)超过使用寿命,基础件已严重损坏或性能低劣,虽经修理仍不能达到技术指标。

(3)技术严重落后,耗能过高、效率甚低、经济效益差。

(4)机型已淘汰,主要零部件无法补充而又年久失修。

(5)原设计不合理,工艺不过关,质量极差又无法改装利用。

(6)维修费用过高,继续使用在经济上不合算。

(7)严重污染环境或不能安全运转,可能危害人身安全与健康。

（8）计量器具类已无法满足计量基本标准要求。

（9）其他符合国家规定强制淘汰的。

三、医学装备报废的流程

医学装备一般价值高、技术专业性强，报废时需进行技术鉴定，对医学装备报废进行技术鉴定是一项技术性、原则性很强的工作，是科学管理的重要环节。医学装备报废应由医学装备使用部门通过固定资产管理流程提出申请，医学装备管理部门负责完成医学装备报废技术鉴定工作。

医学装备主管部门组织实施技术鉴定工作时，参与技术鉴定的人员应包括：医学装备主管部门负责人、维修工程师、使用科室技术人员以及其他部门相关人员。参与技术鉴定的人员应专业技术水平高、责任心强、能够严格掌握报废规定，对于大型医用设备的报废技术鉴定，至少要有一名高级职称专业技术人员参与。

医学装备主管部门进行技术鉴定时，需对医学装备基本信息进行调研，包括使用年限、使用情况、维修费用、配件供应等内容，根据报废原则和医疗设备实际情况进行综合评价，并提出技术鉴定意见。其中对于价值较高的设备，医学装备主管部门应组织院外医学工程专家进行技术鉴定。

表8.1为医疗器械报废技术鉴定专家意见表。

表8.1　医疗器械报废技术鉴定专家意见表

医学装备报废技术鉴定专家意见表

一、基本信息：

申报技术鉴定科室：

设备名称：

品牌及型号：

序列号：

固定资产系统编号：

入库日期：

入库初始原值(万元)：

配套附件：

二、设备申报报废技术鉴定意见

1. 设备生产日期或启用日期,依据设备铭牌标识或安装记录：

2. 设备当前使用状态(在用、已停用等)：

3. 技术指标等内容(可以多条……)

　(用于申请报废的主要理由等技术方面的内容)

以上技术鉴定意见经专家审核,仅供资产处置时参考。

技术鉴定专家签名：

三、相关附件

1. 设备正面图片(含附件等)

2. 设备铭牌图片

3. 补充支撑图片

第二节　报废医疗设备的处置

医院医学装备报废管理是医学装备系统化管理的重要内容之一,由于医学装备报废的评价和鉴定标准的建立非常复杂,在把握好设备报废原则的前提下,各医院可根据自身情况和临床需要灵活制定该标准,认真做好医疗设备的报废处理和再利用工作。规范报批程序,合理处置,最大限度地利用设备残值,确保固有资产安全完整和保值增值,提高资产使用效益,防止和杜绝资产浪费与流失。

常见的医学装备报废处置的方式包含以下几种:

1. 拆件维修

报废医疗设备的部分零部件尚能使用,如果有同型号的医学装备在使用,可以在需要的时候更换,弥补设备生产厂家因停产或不再提供技术支持而造成的无法维修,被修好的医学装备得以继续使用,实现有限资源的充分利用。

2. 教学使用

报废的医学装备可供医学工程专业的教学使用,特别是医学装备的机内构造原理、组成部分的拆机教学以及医学装备的维修实践教学。

3. 报废处置

已没有任何价值的报废设备,只能作为废旧物资处理。图8.1为医学装备报废处置流程图。

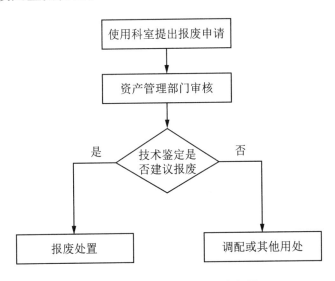

图8.1 医学装备报废处置流程图

第三节　医用耗材的报废报损和处置

一、医用耗材的报废报损

根据《医疗器械监督管理条例》，医院要加强医用耗材的安全监管，对于过期失效、发霉、虫蛀等不合格医用耗材需要进行报废报损处置。

（一）报废报损的条件

医用耗材采购计划数量应该遵循"适量滚动"的原则，充分把握医用耗材当前的适用品种及用量趋势、科室消耗量等，将医院采购数量和科室领用数量严格控制在计划范围以内，做好预防耗材积压、报废的防患工作。做好产品领用异动品种的分析，新材料入库达到半年期仍未领用的清退工作。更新产品时，及时做好库存产品的退货工作，原则上不得报废。医学工程管理部门要定期盘点清库，医用耗材的报废一般存在以下情形：

（1）自然损耗无法修复的产品。

（2）人为损坏无法使用的产品。

（3）效期临近无法退货、换货，并且到期未用完的产品。

（4）因质量问题且无法退货、换货的产品。

（5）因医院技术更新等原因无法使用的产品。

（二）报废报损的流程

所有报废报损的医用耗材必须经过报废审批流程通过后，方可执行。报废时，应由使用科室库房和医院库房管理员共同清点核对确认，填写《医用耗材报废报损审批表》，报废清单中应该明确填写产品名称、数量、单价、总金额、经手人、报废原因等，由医学工程处、财务管理部门和审计部门同步监督和全面审核，并报主管领导审批。审批同意后的医用耗材必须在医学工程处、财务管理部门和审计部门同时监督下进行销毁,并对销毁过程和具体情况进行记录。

(三)报废报损的管理

医院医学工程处应该及时分析报废报损原因,分清责任、及时销毁、防止流失。及时对报损报废的医用耗材进行账物核销,年末核算耗材报损率,严格控制报损报废率。报损报废单装订成册,一联留底,二联交财务管理部门留档,三联由审计部门留档。库管员和申领科室负责医用耗材的日常管理,一般情况下,不允许医用耗材报损,如果出现报损现象,要依据医院医学装备质量控制体系予以处理。

二、医用耗材的处置

使用后的、报废报损的一次性医用耗材应当及时毁形。属于医疗废物的,应当严格按照医疗废物管理有关规定处理。医疗废物是指医院所有需要丢弃、不能再利用的废物,包括生物性的和非生物性的,也包括生活垃圾。医疗废物中可能含有大量病原微生物和有害化学物质,甚至会有放射性和损伤性物质,医疗废物是引起疾病传播或相关公共卫生问题的重要危险性因素。

《医疗废物分类目录》将医疗废物分为5类:感染性废物、病理性废物、损伤性废物、药物性废物、化学性废物。被病人血液、体液、排泄物污染的棉球、棉签、引流棉条、纱布及其他各种敷料,及使用后一次性使用医用耗材及一次性医疗器械视为感染性废物。被病人血液、体液、排泄物污染的物品,医用针头、缝合针等能够刺伤或者割伤人体的废弃的医用锐器属于损伤性废物。

使用后的、报废报损的一次性医用耗材应该按照《医疗废物管理条例》中对医疗机构医疗废物分类、储存、运输和处置的相关规定执行。医院应当及时收集本单位产生的医疗废物,并按照类别分置于防渗漏、防锐器穿透的专用包装物或者密闭的容器内。医疗废物专用包装物、容器,应当有明显的警示标识和警示说明。医疗机构应当建立医疗废物的暂时贮存设施、设备,不得露天存放医疗废物;医疗废物暂时贮存的时间不得超过2天。医疗废物的暂时贮存设施、设备,应当远离医疗区、食品加工区和人员活动区以及生活垃圾存放场所,并设置明显的警示标识和防渗漏、防鼠、防蚊蝇、防蟑螂、防盗以及预防儿童接触等安全措施。医疗废物的暂时贮存设施、设备应当定期消毒和清洁。

医院应当使用防渗漏、防遗撒的专用运送工具,按照本单位确定的内部医疗废物运送时间、路线,将医疗废物收集、运送至暂时贮存地点。运送工具使用后应当在医院内指定的地点及时消毒和清洁。医疗机构应当根据就近集中处置的原则,及时将医疗废物交由医疗废物集中处置单位处置。医疗废物中高危险废物,在交医疗废物集中处置单位处置前应当就地消毒。

第九章　多维度服务质量评价

第一节　招标代理机构服务质量评价

一、招标代理机构服务质量评价角度

针对招标代理机构的服务质量评价包括以下几个方面：

（1）代理合同签订及履行情况。

依法规范签订代理合同，合同双方的权利义务明确；按时、按质完成委托任务；在履约过程中，提出并实施了积极的、科学合理的措施，保证了代理合同的有效实施。

（2）招标文件编制质量。招标文件编制清晰、完整、合法，无排斥潜在投标人条款，合同主要条款符合有关规定，招标过程中无任何技术差错，招标范围明确，标段划分合理。

（3）规范管理及服务质量和业务水平。代理项目有完整、合理、可行的实施计划；代理项目人员配置齐全、职责明确；有专职的项目负责人，全过程服务细致、耐心、服务态度端正；从业人员业务水平高，运作程序规范等；

（4）职业道德及企业信誉。严格遵守职业行为准则、职业道德准则；以服务质量、企业信誉参与市场竞争；坚持实事求是，维护委托人的合法利益；严格保守职业过程中的技术和商务秘密；同业互助，共同维护和促进本行业的职业道德和信誉。

（5）代理过程其他方面的综合评价。代理服务的各方面周到、细致、无疏漏。组织协调工作到位，未对招标过程中产生不良影响，未给委托人造成损失，无违法违规行为。

二、代理机构的指标考核标准

针对代理机构开展履职考核评价，有助于保障采购活动的规范高效、风险可控，同时也可促进代理机构提升专业能力和服务水平。可以根据表9.1、表9.2所示的考核范围进行考核。

表9.1 代理机构的指标考核标准

序号	考核类别	代理机构A	代理机构B	代理机构……
1	工作量			
2	效率			
3	质量			
4	合规			
5	服务			
6	其他			

表9.2 招标代理公司考核调查表

代理公司名称：		服务时间：××××年××月		
一、代理公司履职情况				
1. 招标文件制定	A.非常规范	B.规范	C.还可以	D.不规范
2. 评标专家选择	A.非常满意	B.满意	C.还可以	D.不满意
3. 程序合规	A.非常满意	B.满意	C.还可以	D.不满意
4. 及时性	A.非常满意	B.满意	C.还可以	D.不满意
5. 费用交付情况	A.非常满意	B.满意	C.还可以	D.不满意
二、代理公司差错情况				
1. 差错频率	A.经常	B.偶然	C.未发现	
2. 差错严重性	A.严重	B.普通	C.轻微	
3. 差错处理结果满意性	A.非常满意	B.满意	C.还可以	D.不满意
4. 差错预防措施制定	A.非常满意	B.满意	C.还可以	D.不满意
三、项目负责团队能力评价				
1. 负责人专业性	A.非常专业	B.专业	C.还可以	D.不专业

2. 负责人服务能力	A.非常满意	B.满意	C.还可以	D.不满意
3. 服务团队能力	A.非常满意	B.满意	C.还可以	D.不满意
四、代理公司加分情况				
1. 完成重大项目	A.经常	B.偶然	C.从不	
2. 辅助信息化管理	A.经常	B.偶然	C.从不	
3. 辅助人员培训	A.经常	B.偶然	C.从不	
4. 辅助文化建设	A.经常	B.偶然	C.从不	
5. 其他工作				
五、其他				
1. 改进案例数				
2. 有效例数				
3. 奖罚				
考核人签名：		考核日期：		

第二节　经营企业服务质量评价

为加强对供应商的监督管理,规范供应商服务行为,避免供应商违约失信,保证物资采购供应质量、效率与安全,医疗机构应该加强经营企业售后服务评价。

一、售后服务评价

供应商评价应从5个方面来进行评价:① 供应商的诚信经营;② 供应商的工作效率;③ 供应商的差错率;④ 不良事件记录;⑤ 科室体验与反馈。

1. 供应商的诚信经营

(1) 三证更新效率:三证指供应商的医疗器械经营企业许可证、医疗器械生产企业许可证、医疗器械产品注册证及产品登记表。最需关注的是医疗器械产品注册证的有效期更新,一般要求供应商在证照有效期前至少提前1个月提交和更新相关三证信息。

（2）供应商更名频率：在工作中发现，有一些供应商往往出于避税、责任规避、非正常资金调动等目的申请更名，这些更名可视为违反诚信的行为，频繁更名的供应商的采购风险明显大于经营稳定、信誉良好的固定供应商。

2. 供应商的工作效率

（1）订单确认率：采购系统要求供应商在收到订单的3天内确认订单，以此数据来统计供应商订单确认率。

（2）发货速度：一般用订单生成至物资入库之间的时间间隔来体现，计算方式如：计算全院所有订单平均天数，然后计算单个供应商每笔订单自订单生成之日到入库单据生成日之间的天数，得到总天数后计算订单送货天数的均值。

3. 供应商的差错率

（1）货单相符率：货物到达之后，首先进行货单相符检查，核对送达货物的品名、规格型号、数量等项目与订单是否相符。

（2）验收合格率：核对完货单相符后，对每一项货物进行质量验收，检查货物外包装有无破损、查验产品合格证、核对产品批次号。每一次送货都单独对应一张订单，验收合格后入库，验收不合格订单自动关闭。

4. 不良事件记录

不良事件记录是评估医疗器械安全性与医疗风险的重要参考，主要通过对供应商在评价周期内，科室不良事件的上报、厂商的反馈及改进等，即供应商在医院在用耗材的不良事件发生次数。

5. 科室体验与反馈

临床科室与物资管理部门的客户体验与反馈。

二、黑名单管理

医院需要对订单和产品质量问题进行追踪，对送货不及时和产品质量等方面进行管理。在履约过程中，发生违法、违纪或不遵守合同与承诺、产品质量或服务质量差，存在商业贿赂及其他不正当手段腐蚀有关人员谋取利益行为的供应商,医院将纳入供应商失信记录。

纳入失信记录的情况:① 中标通知书发出后,中标人无故放弃中标项目的行为。② 严重违反投标承诺或合同约定,提高价格、降低质量、拖延供货时间的不诚信行为。③ 在履行投标承诺或合同过程中,出现严重的质量问题或给招标方造成经济损失、安全事故以及不良社会影响的。④ 服务水平极差,供货不及时,私自送货,虚开发票等。⑤ 有其他违反国家法律法规或招标书相关规定,给医院或患者造成严重影响的行为。

医院对供应商行为进行监管,对失信供应商情况严重的,应上报院纪检监察室备案后,纳入黑名单。一经列入黑名单的供应商,立即停止相关的业务往来,不得直接或间接参与医院相关的招标采购活动,并依法依规追赔相关的损失。

第三节 维修售后服务质量评价

现代医疗技术高速发展,医学装备已经成为医学诊断和治疗的重要支柱,医院的发展对于医学装备的依赖性也越来越大。在医学装备使用期间,面临着设备计量、质控、维护、维修等各方面的问题,供应商的售后服务将直接影响医学装备在医院的运行情况,甚至影响医院的经济效益和社会形象。在医院管理实践中,医学装备管理部门应尝试用不同的方法对供应商进行考评,以保障医学装备安全、有效、低消耗的运行。

一、评价体系

售后服务评价体系主要包括供应商的服务文化、服务制度、服务水平、产品保证、医院评价、持续改进等方面。突出评价体系的目的是解决医院对设备售后服务管理上出现的模糊化、主观化问题,做到科学和标准化的评价,为设备的安全性和有效性提供有力保障。

各医疗机构应探索建立符合各自医院情况的评价体系,评价体系建立的原则主要包括：

（1）科学性。保证评价结果真实、客观。

（2）定量和定性相结合。定量是标准得以具体化和实施的保证，但是结合本院医疗设备管理实际，定性的分析也必不可少。

（3）标准的简明、可操作且具有可比性。指标过于简单不能反映评价的要求，过于复杂又不利于工作的开展，所以要做到简明、概括、易操作。

（4）指标的独立性。每个指标能单独地反映某一方面的水平，同一层次的指标不能相互包含，避免重复。

二、评价内容

医学装备管理部门可定期按照评价体系对生产企业的售后服务情况进行评价。评价内容包括生产企业售后维修的及时性、维修耗时、维修费用以及更换维修配件的质量等方面，对于弄虚作假、以次充好的售后维修公司，医院可按照采购合同中售后服务要求对生产企业进行约谈，对造成严重危害和经济损失时依照法律法规追究责任。

在医院售后服务管理过程中，特别是对于大型医用设备的维修服务，供应商的售后服务技能、响应时间、维修配件的供应等对于设备维修保障尤为重要。当然，保证售后服务质量的因素还有很多，在评价的过程中应该注重全面而又有所侧重。同时，医院的设备管理是一个动态的过程，评价标准也应该结合医院的发展、设备管理过程的动态变化，不断满足医院的要求。因此，在制定标准时应紧密结合医院对于供应商保障的需求，突出影响服务质量的关键因素，并将其作为评价体系的核心因素。例如，医疗设备具有技术领域广、行业跨度大、专业性强、门类繁多等特点，许多产品科技含量高，一些前沿科学、尖端技术，像基因、纳米、信息等都会及时被医疗设备领域吸收利用，用于人类健康诊疗活动。在这种情况下，售后服务人员的业务能力就显得十分重要，供应商是否具有标准化、常态化的培训机制作为保障可以纳入评价范围。

表9.3为维修售后服务质量评价表。

表9.3 维修售后服务质量评价表

序号	评价指标	满分	得分
1	维修配件质量	4	
2	售后响应时间	3	
3	维修费用比较	2	
4	持续改进措施	1	

第四节　院内SPD第三方物流服务评价

生产经营企业为集中精力搞好主业,把原来属于自己处理的物流活动,以合同方式委托给专业物流服务企业,同时通过信息系统与物流企业保持密切联系,以达到对物流全程管理控制的一种物流运作与管理方式,在医院装备管理领域,目前SPD第三方物流服务模式快速崛起,如何进行院内SPD第三方物流服务评价也逐渐成为医院物流管理的重点工作之一。

一、第三方物流概述

根据GB/T 24359—2021,第三方物流(Third Party Logistics,TPL/3PL)指由独立于物流服务供需双方之外且以物流服务为主流业务的组织提供物流服务的模式。

3PL是相对于"第一方"发货人和"第二方"收货人而言的,是由第三方物流企业来承担企业物流活动的一种物流形态。3PL是通过与第一方或第二方的合作来提供其专业化的物流服务,它不拥有商品,不参与商品的买卖,而是为用户提供以合同为约束、以结盟为基础的系列化、个性化、信息化的物流代理服务。随着信息技术的发展和经济全球化趋势,越来越多的产品在世界范围内流通、生产、销售和消费,物流活动日益庞大和复杂,而第一、二方物流的组织和经营方式已不能完全满足社会需要;同时,为参与世界性竞争,企业必须确立核心竞争力,加强供应链管理,降低物流成本,把不属于核心业务的物流活动外包出去。于是,第三方物流应运而生。

二、医学装备的第三方物流

《公立医院高质量发展促进行动(2021—2025年)》,要求通过打造一批医疗技术顶尖、医疗质量过硬、医疗服务高效、医院管理精细、满意度较高的公立医院,推动我国公立医院整体进入高质量发展阶段。

医院精细化管理,在医院高质量发展中起到保障作用,医学装备的第三方物流逐渐成熟,实行医用耗材SPD管理模式,并运用有效的方法解决新模式下医用耗材库存管理、供应商管理等环节存在的突出问题,实现医院医疗装备资源的合理配置和耗材精细化管理水平的提升。

在医用耗材库存和加工管理方面,采取多级库存管理策略,对耗材实行定数管理,针对普通科室和手术室分别采取定数包(将某类或某几类医用耗材设置成便于使用和管理的小包装)和术式套包(按照手术类型将某类手术所需耗材定数、定量地组装到同一标准套包中)进行管理;引入了条码技术及智能柜技术,在院内精细化管理系统的辅助下对定数包、手术套包以及高值耗材进行全程追溯和消耗统计。

在配送方面,在信息平台的支持下,对耗材的消耗情况进行实时监测,并通过智能分拣技术自动产生分拣条码,对普遍存在的院内多部门配送延误问题,通过智能分拣和消耗监测对医用耗材进行精准配送。

三、第三方物流服务质量

在SPD模式下,医院库房交由第三方物流SPD企业托管,根据GB/T 24359—2021,第三方物流服务质量及测评包含第三方物流服务的基本要求、服务要求、风险与应急管理、主要服务质量指标、服务质量评价及持续改进等。

（一）基本要求

（1）提供第三方物流服务的物流SPD企业应满足以下要求：① 具有从事物流业务所需要的相关资质；② 具备内部运营管理制度和质量管理体系；③ 具备必要的一体化方案设计能力及运营资源整合能力；④ 具备能满足医学装备对物流信息服务需求的能力；⑤ 履行企业应有的社会责任。

（2）物流企业提供第三方物流服务的从业人员应具备向医院提供服务的知识和能力，特殊岗位从业人员应具备相应的资格证书。

（3）物流企业提供第三方物流服务应以物流服务合同为依据，合同的编写按照GB/T 30333执行。

（4）第三方物流服务过程应满足安全、环保和健康管理标准中与物流生产服务环节有关的要求，应能提高资源利用效率，减少排放。

（二）服务要求

1. 方案设计

应依据医院物流业务需求，制定物流服务总体方案。基于医院具体需求，可制定包括以下方面的全部或部分方案：

（1）物流服务网络运行规划。

（2）仓储、运输、装卸搬运、包装、流通加工、配送、信息处理、逆向物流等物流活动的运行方案。

（3）支持物流服务的信息系统解决方案。

（4）应对物流服务中不同类型风险的解决方案。

（5）物流服务流程与物流作业程序方案。

（6）物流服务质量考核方案。

（7）服务响应和持续改进方案。

2. 信息服务

（1）采用适宜的信息技术，满足医院对物流信息服务的需求。

（2）应具备与医院信息系统对接的能力，提供给医院的信息应满足医院要求。

（3）应保障医院信息安全,不应滥用医院信息或造成医院信息的泄露。

3. 作业服务

（1）仓储。仓储作业应符合《仓储作业规范》(SB/T 10977)中的规定。

仓储服务的基本质量要求应符合《仓储服务质量要求》(GB/T 21071)中的规定。

（2）运输与配送。① 应依据合同约定及运输配送需求制定满足医院要求的运输与配送计划。② 应组织或采用适当的设施、设备及措施,应能保障运输与配送过程安全。③ 应按合同要求送达物品、完成交接手续,并填写运输与配送单证。④ 货损、货差应控制在合同约定的允许范围之内。⑤ 当医院有要求时,应提供运输、配送与统计分析等信息。

（3）装卸搬运。装卸搬运作业应符合物品的装卸搬运标识要求。没有装卸搬运标识要求的,应采取措施做好物品防护。应选择合理的装卸搬运流程及加固措施,保障物品安全。应采用适当的设施、设备及措施,保障作业安全。

（4）包装与流通加工。① 按照医用装备特点,应选择符合合同约定的工艺要求和流程。② 按照医用装备要求,应保障物品安全、卫生,且符合环保规定。③ 按时完成包装与流通加工服务,服务过程的控制与结果应在合同约定的允许范围之内。

（三）风险与应急管理

（1）风险与应急管理应贯穿于服务全过程,对风险进行有效控制,使医用装备风险达到可接受的水平。

（2）应定期或不定期对服务过程中的风险因素进行分析、识别。

（3）针对不同类型的风险,应建立风险管理体系或管理制度,并制定相应的风险管控措施。

（4）应依据制定的应急管理制度定期演练。

（5）当突发事件发生时,应采取应急措施,并主动与医院管理部门进行沟通或按合同约定进行处理。

（四）主要服务质量指标

第三方物流主要服务质量指标及计算方法有以下几种。

1. 医学装备订单处理正确率

此指标指统计期内，无差错订单处理数占订单总数的比率。

计算公式：

$$R_{oa} = \frac{O_a}{O} \times 100\%$$

式中，R_{oa}——订单处理正确率；O_a——无差错订单的数量；O——订单总数。

2. 医学装备订单按时完成率

此指标指统计期内，医学装备按时完成各部门订单数占订单总数的比率。

计算公式：

$$R_{ot} = \frac{O_t}{O} \times 100\%$$

式中，R_{ot}——订单按时完成率；O_t——按时完成订单的数量；O——订单总数。

3. 货损率

此指标指统计期内，物品累计损失数量占交付物品总数的比率。

计算公式：

$$R_{cl} = \frac{Q_1}{Q} \times 100\%$$

式中，R_{cl}——货损率；Q_1——物品累计损失数量；Q——交付物品总数。

4. 货差率

此指标指统计期内，物品累计差错数量占交付物品总数的比率。

计算公式

$$R_{ce} = \frac{Q_e}{Q} \times 100\%$$

式中，R_{ce}——货差率；Q_e——物品累计差错数量；Q——交付物品总数。

四、医学装备第三方物流服务质量测评

（一）测评指标

第三方物流服务质量测评指标可根据上面的主要服务质量指标以及需求合理确定。

（二）测评方式

第三方物流服务质量测评可采用内部评价和外部评价的方式组织开展。内部评价由第三方物流服务企业自行组织开展;外部评价由医院、供应商和专业评价机构等组织开展。

（三）测评流程

1. 准备工作

组建测评工作小组,测评小组人员应能满足开展测评工作的基本要求。

根据测评方法和测评目的,制定可行的测评方案,确定相应的测评对象和测评方法。

2. 实施测评

应按照测评方案的要求进行评价。

实施测评可采用问卷调查、网上调查、客户访谈、数据分析等多种形式。

3. 编制测评报告

应对整个测评工作进行总结并形成测评报告。

编制测评报告应本着公平、公正的原则。

测评报告应包括测评范围、测评群体、测评过程、测评结论及改进建议等内容。

五、持续改进

医学装备第三方物流服务强调的是物流提供商与医院之间长期的

合作关系,因此物流服务方案的设计并不是一个静态的行为,而是一个动态的过程。物流服务需要持续的改进。持续改进服务的能力对于第三方物流企业的成功具有重要的意义。第三方物流企业应根据测评报告反馈的测评结论及改进建议,采取有效措施对物流服务过程进行局部完善或流程重组,不断地利用自己的专业或优势,为客户改进物流服务,以提高服务的质量、降低成本,使医院能够不断感受到第三方物流服务商的专业化水平带来的效益,提高医院和供应商的满意度和信任度并建立起长久的合作关系。

第十章 医学装备的信息化管理

第一节 医学装备信息化管理概述

一、背景

近年来，随着我国社会经济不断发展，人民物质生活水平不断提升，医疗卫生行业也迎来了高速发展期。各医疗机构的规模不断扩大，医疗技术日新月异，越来越多的新设备、新材料被引入医疗机构，同时各种医学装备的相关政策也密集发布，精益化管理的要求也不断提高，对医学装备的全生命周期信息化管理就显得必要且迫切。

信息化建设是信息化管理的基础，信息化建设的顶层设计至关重要。国家卫生健康委员会针对医疗机构的信息化建设连续出台了多个指导性文件。其中，与医学装备信息化建设相关的文件有 2022 年 4 月 25 日发布的《公立医院运营管理信息化功能指引》，2021 年 3 月 15 日发布的《医院智慧管理分级评估标准体系（试行）》，2018 年 4 月 2 日发布的《全国医院信息化建设标准与规范（试行）》等。

二、建设内容

根据上述指导性文件与医学装备的全生命周期管理内容，医学装备全生命周期管理信息化建设分为业务模块建设与信息安全与系统集成建设两大部分。

业务模块主要有立项采购模块、医疗设备管理模块、医用耗材管理模块、档案管理模块。其中立项采购模块包含了立项管理、招标管理、合同管理三大部分,涵盖了从申报立项到合同签订执行整个业务流程。医疗设备管理模块包含了除立项采购外的整个设备全生命周期管理的内容。医用耗材管理模块包含了耗材目录管理、物流管理、管控管理、供应商管理等内容。档案管理模块包含了医学装备的全生命周期管理过程中所产生的电子档案与纸质档案的管理。

信息安全与系统集成的建设包含信息安全管理与系统集成管理两个部分。信息安全管理涵盖了用户与权限管理、数据安全管理、日志管理、系统配置管理几方面内容。系统集成管理涵盖了内外部系统的接入,智能设备与物联网的接入两方面内容。

具体内容如图10.1所示。

第二节　立项采购管理信息化建设

一、建设背景

1.管理现状

在宏观政策方面,医院的招标采购管理被国家督查和治理文件中提及,需进一步加强流程管理,强调信息化建设的应用作用。

在微观角度方面,医院的招标采购工作与其他业务系统互联互通的细节层面,采购在上游需与预算系统打通,在下游需要与物流系统打通,形成从预算到采购到使用的一体化的业务闭环。

纵观建设智慧医院的总体目标下,采购的系统化建设属于智慧管理的范畴,有效帮助医院提高管理数字化水平,补全管理缺环。

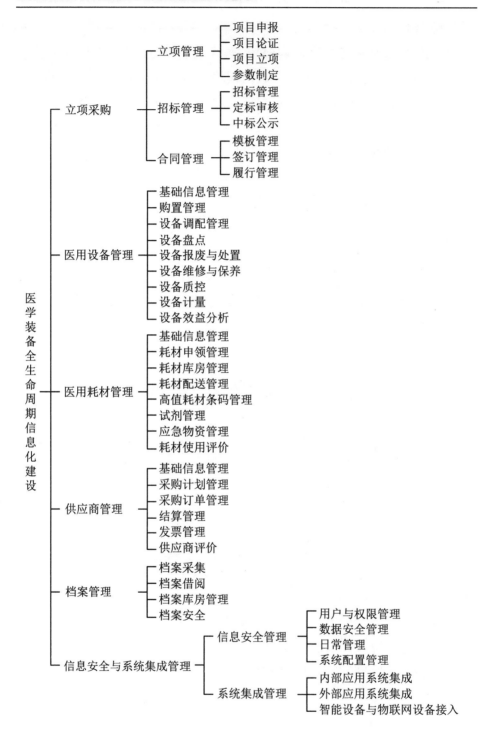

图 10.1 医学装备全生命周期信息化建设内容

2. 需求分析

目前普遍的医疗机构的招标采购工作,因信息化管理发展后劲不足,现阶段大多还处于传统作业手段和工具的落后和不足。在此方面,医院急迫的需要通过信息化的工具来加持并弥补与发展速度的差距。

在调研大量的实际案例中,医院有专门的采购组织,有专职的采购员,有具体的采购活动,有落地的采购规定,但在采购环节仍然频频踩雷,归根结底是由于没有建设专业的采购系统来统一支撑采购业务,未将采购规则固化在一致的系统中,导致采购业务分散在各个系统中,难于管理和提效。所以在采购层面,医院面临着诸多的挑战和机遇。

3. 招标采购管理的不足和挑战

(1)在采购合规方面,需要实现整个采购信息的透明化,采购过程的可溯化,在关键采购业务环节留档留痕,经得起事后的审计。

(2)随着医疗技术的不断发展,新的医疗手段不断引进,在临床、科研等强专业性领域,临床与采购实质脱节,但如果把采购放给临床进行,事后补录单据,往往由于临床在采购业务上不够专业,给医院财务审计带来较高的风险。如何解决两个专业领域的有效衔接与结合,发挥各自的专业优势,是医院需要解决的关键问题。

(3)采购过程实质上是开放的,不同于订购只选用医院供应商字典内的供应商,而是面向外部市场的优质供应商,这既需要有一个开放的环境吸引供应商响应,又需要在采购过程中高效协同。

(4)最终的采购决策需要有明确的数据进行支撑,这些数据既包括了供应商、标的物的客观数据,又要包括采购执行过程中的主观数据。最终帮助医院实现采购目标。

(四) 招标采购基于信息管理改进的分析和思考

综合以上的分析和思考,结合业内的不足和自身的管理经验,我们对目前医院招标采购全过程归纳为四个核心管理职能,进行全面背景调查和前景分析,从而形成了这套系统的思维雏形。

1. 需求立项环节

现状分析:医院的自主采购包含年度计划和临时计划两种,按照职责及内审要求的划分分别需申购科室、医学工程、招标办、第三方代理服务机构等部门参与。从需求计划的申报、审批立项的汇总、产品寻源调研、招标参数拟定、终审参数的制定、监管环节批复,一个采购项目的呈现需要经历一系列作业环节的流转,经过一批参与人员跨部门的共同协助来完成。

改进思考:需要实现一种可跨部门、多环节、多人角色工作台的立项、论证、参数环节管理模式基础的系统功能平台,可以有效地解决工作分派孤岛作业的低效局面。

2. 招标引进环节

现状分析:目前医院的招标业务普遍存在,招采环节线下表格化作业虽有依托第三方招标代理机构服务,但对自身缺乏作业对应的管理系统,采购各环节资料仍纸质存档,无法追溯联查。缺乏支撑供应商的线上协同统筹和集中地对整个流程实现闭环管理。

改进思考:结合国家招投标法律法规以及采购相关政策文件,提供专业的采购作业流程,并支持网上竞价、询价、比选等多种采购模式。保证医院采购行为安全合规,在采购业务过程中全程实现有效监管与数据可追溯,全面提升采购管理成熟度。

3. 采购协同环节

现状分析:根据"招采分离"的管理原则,新增立项的采购项目延续招标部门的定标项目结果,均为采购部门需要完成的头尾工作。采购立项、参数论证、定标结果跟进、供应执行的形式仍停留在纸质版的手工管理水平,采购各环节资料仍纸质存档,无法追溯联查。

改进思考:以工作台的形式建立起来的采购管理系统,可直接根据招标结果生成采购执行的办理任务,并形成一系列数据字典库,如产品库、供应商库、价格库,为医院持续的采购决策提供坚实的有效的应用数据。同时采购立项的项目,可根据不同的属性分派参数论证的工作,有序而可查。

4. 合同签署环节

现状分析:合同的电子化管理一直是医疗机构管理较为薄弱环节。然而,医院重视强化内审管理,对经济合同的多级审核机制,更对合同管理提出更高的要求。与此同时,纸质版合同的管理效率加大与内审管理要差距,并引发相关的一些管理不对称的矛盾。

改进思考:合同线上协同作为招标管理的信息延伸,可以无缝地对接供应商、招标采购中心、医学工程处等相关职能科室,从合同内容起草、修订、内部审核直至签署完成,通过多方、多部门的线上协同,高效、便捷、标准化地完成合同管理工作。

二、建设内容

(一) 系统架构概述

1. 模块化闭环管理

四大闭环管理模块系统简称为医院"智慧招采系统"。通过前期一系列的需求起因,分析和提炼大量的建设思路和需求,结合医院不同部门的专业管理方向,融入与招标采购相关的最新的管理办法,提出基于四大管理应用环节建设,通过各业务功能模块的协同并行,实现医院招采管理全程闭环和业务数据全程追溯的目标(图10.2)。

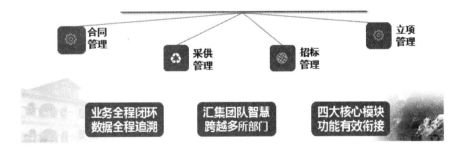

图10.2　招采管理系统内容

2. 业务环节流程管理

智慧招采系统具备完整的系统业务流程导向图,在四大应用管理导向闭环的基础上,融入了近12项内部业务的操作流程,并且加入外部供应商端的3项协同应用流程(图10.3)。

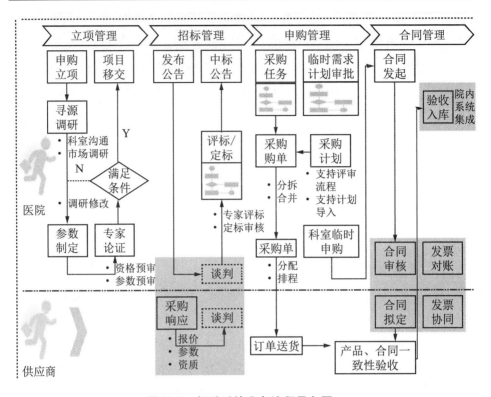

图10.3　招采系统业务流程导向图

3. 系统应用功能概述

智慧招采系统在流程导向规划的基础上,定制和设计的各项业务作业环节功能部署图,具体包含六大系统模块,四大核心职能管理子系统,以及近30项分支功能应用(图10.4)。

(二)业务模块功能及成效

智慧招采系统基于B/S结构设计构建,在功能设计上分为子系统:立项管理、招标管理、采购管理、合同管理。所涉及用户有:临床科室、医学工程处、财运处、招标办、审计处、招标公司、供应商等。所有用户通过互联网均可以访问系统,根据权限使用相应功能。

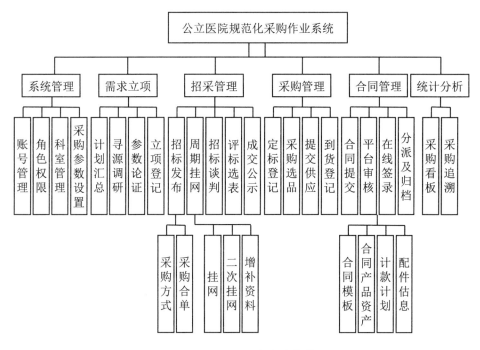

图10.4 招采系统功能模块

1. 立项管理模块

作为数据起点,申请科室通过年度、临时两个入口进行申购需求。所有申购项目均可以通过项目管理的方式,逐一或批量的进行线上的需求溯源、经济论证、决策立项、参数讨论的管理模块,同时支持多人参与的项目分派工作模式,可实现科室多团队协同模式下多任务作业,灵活的展现执行进度浏览以及与下一招采模块衔接的功能。

2. 招标管理模块

智慧招采系统平台最核心的功能是形成招标采购项目全流程闭环管理。与上一管理模块无缝衔接的同时,该模块提供多种采购流程模型,其中包括公开招标、邀请招标、竞争性谈判、内部邀请招标、单一来源采购、询价等多种采购模式下,提供项目申请、委托、招标文件制定、招标文件会审、公告发布、抽取专家、投标、评标、发布中标结果、项目资料归档等十余个环节。

每个环节的数据衔接、信息审核、进度控制均在线上实现。整个闭环管理中实现各事务单元按相关的逻辑形成数据流图,并且以自动导航的方式进行每一步业务管理,确保流程之间有序衔接、管理准确到位,同时实现全流程进度控制。该模块对接立项管理,支持分单及合单排程,并设计多种招标作业流程,可满足全品类、多种招标模式、多院区的集团化招标业务。通过某次临床病理中心专项采购为实例,共计20余项比选招标采购计划,通过招采模块的平台线上业务操作,相较于原本数量相似的招采项目的执行节点和耗时相比,原有的流程在11个环节下耗时35天2小时,而现流程在仅8个环节下耗时15天4.7小时,全程所有时间降幅超过59.2%,效率大幅提升(图10.5)。

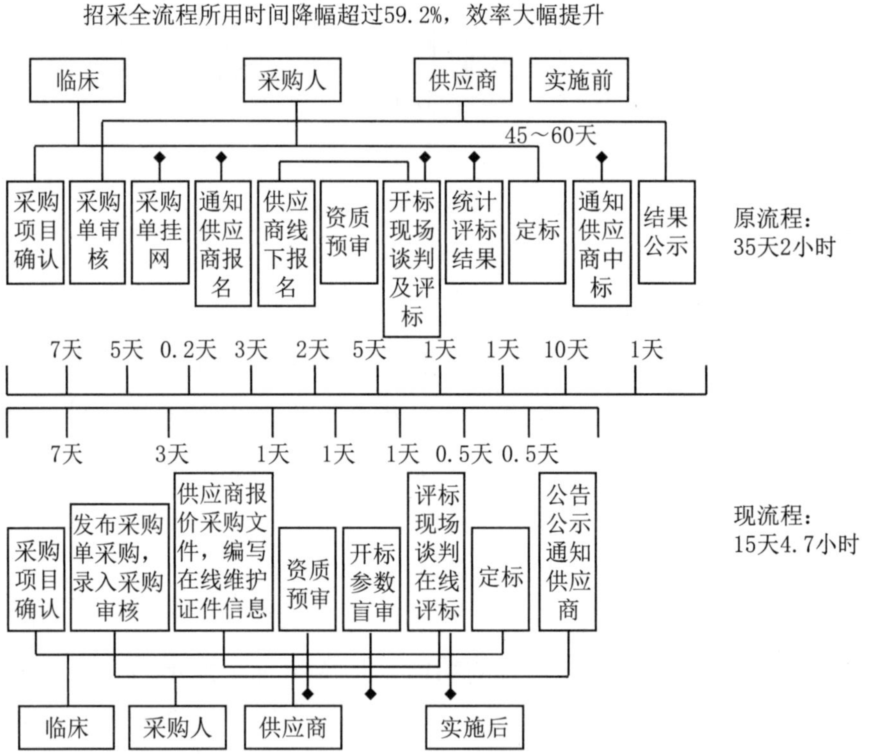

图 10.5　流程时间消耗对比图

3. 采购管理模块

该模块属于流程中执行实施环节,涉及业务的归集和分发执行,业务操作的流程力求简单、清晰和便捷地展现采办进度和结果。模块衔接上一招标管理模块的结果,根据各类物资采购需求,为管理者提供便捷的对任务进行分拣分配的平台,为采购执行者建立自定义的工作平台,可以实现对分配的采购执行任务逐条显示提醒,执行状态主要有中标商接洽、供货协调、产品到货、设备安装验收等。

模块呈现所有采购项目的定标结果,根据医用耗材、医疗器械、医疗设备等不同的分类,形成各自的产品动态信息库(内容字段包括产品名称、品牌/产地、规格/型号、中标单价、合同起止日期、中标供应商、资金来源等)。针对有采购协议期的产品,系统自动建立医学装备产品供应目录,根据实际的临床需求,通过预算制定、申购论证的一系列审批后,可为医院提供采购协议期产品的购置选择依据和决策,采购员部门搜索检索相应的产品信息并对接供货,更高效率、低成本地完成医院日常频繁、小额的产品采购执行管理工作。

4. 合同管理模块

系统设计开发7项物资的合同模板。根据实际原纸质版的合同文本,进一步细化合同条款,清晰地体现不同类型采购项目具有不同的采购特征。采购合同模板以及条款设计过程中结合不同产品特点进行设置,与采购对象的属性相契合。并设置通用性合同模板,能够反复利用,主要涵盖物资名称、金额、签署时间、地点、交货期以及甲乙双方履行义务等。另外再根据采购频率及体量的不同,设立了单次合同、渠道合同并增加相关甲乙方的供货承诺内容,可根据临床科室需求结合患者流量以及实际使用状况进行购置,并且约定若市场行业出现变化时,则需要对采购产品价格可进行适当调整的条款。在合同审批监管方面,根据不同的合同采购金额,系统设计多条签署审批流程,由采购执行管理部门编制审核、再由审计部门、计财部门,如金额超过规定额度,可增加分支的法律顾问审核,整个流程支持原定流程和随机流程的签署,以责任制为导向,由多部门共同参与,建立层次清晰、程序规范的招标采购合同监管体系,确保医院招标采购合同监管工作规范化实施。

同时,与合同管理模块衔接共建了"供应商端协同平台",并与医院钉钉系统实现对接,从合同的初始内容编制直至签署执行,真正实现了"合同院内外线上全程无纸化办公协同"。

第三节　医疗设备信息化建设

一、管理现状

随着医疗技术的快速发展,医疗设备对医疗工作的辅助作用越来越重要,已经成为影响医院是否可持续发展的重要因素之一。医院医疗设备使用种类越来越多、分布广、管理流程长,设备操作性能越来越复杂,使得医疗设备管理工作变得越来越繁琐,沿用传统的人工记录、纸质保存方式已经达不到当前工作的要求,无论是整理还是查询都需要消耗大量的时间和精力,数据也不够精确,为使医院医疗设备管理更为科学、更具现代化,医疗设备的信息化管理势在必行,以达到有效提高医院医疗设备管理效率、提高医疗设备工程人员工作效率的目的。

二、建设目标

力求以医疗设备管理系统为平台,全面提高医院对医疗设备管理的水平,实现与院内其他信息系统之间的互联互通,达到实时动态监管的目的。在功能上,系统能为设备的购置立项论证提供客观、准确数据,促进资金的合理使用;确保设备得到有效、规范的维修维保,在安全、有效的前提下延长使用寿命,减少设备停机,提高设备利用率;通过开展效益核算促进闲置设备灵活调配,避免资源浪费。医疗设备管理工作人员可以移动办公,及时处理各项任务,最终实现提质增效,提高人员工作效率。

三．系统架构概述

（一）系统架构

医疗设备管理系统是医院众多业务系统中的一个模块，数据库服务器选择Redhat Linux操作系统，使用Oracle数据库并通过Oracle RAC构成集群方案，确保数据安全，使用开放的Tomcat作为系统应用服务器。技术平台基于Java技术体系的B/S架构实现，于Java虚拟机上运行，支撑上层应用可实现跨平台部署。基于B/S架构的系统优点是无需维护客户端，软件升级方便快捷，支持系统登录、身份验证、菜单访问权限控制等功能，系统还可以支持PC、手机、PDA等全平台终端显示，使用多分块底层架构支持实现多院区管理，系统架构如图10.6所示。

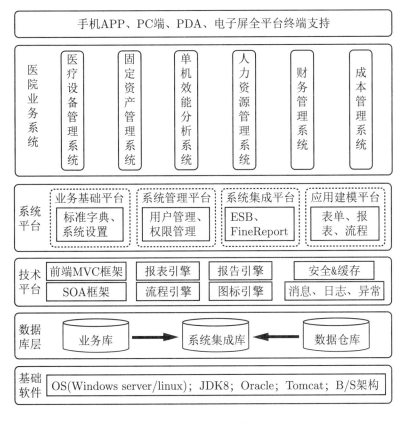

图10.6 设备全生命周期管理业务流程

（二）业务流程

设备管理是医院对在科研以及诊疗过程中所使用的设备进行全生命周期的全业务流程的管理,设备管理的业务流程图如图10.7所示。

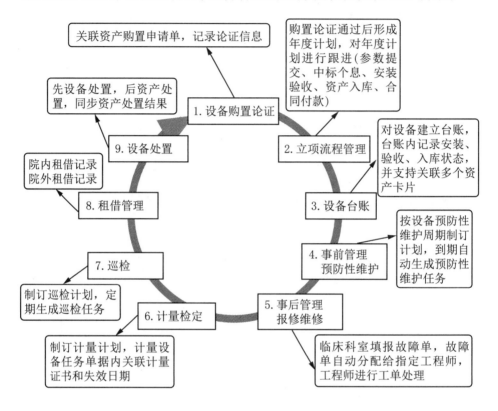

图10.7 设备全生命周期管理业务流程

四、业务模块功能

医疗设备管理软件具备医学装备全生命周期的全部管理功能,包括计划申请及需求论证、设备安装、验收、台账管理与盘点、报修与维修、预防性维护、质控、工程师巡检、计量、不良事件填报、设备调配及效益分析、各项数据分析及挖掘、提醒管理等模块。各个管理环节关注的重点均应在系统中有所体现,图10.8为医疗设备管理环节重点关注问题。

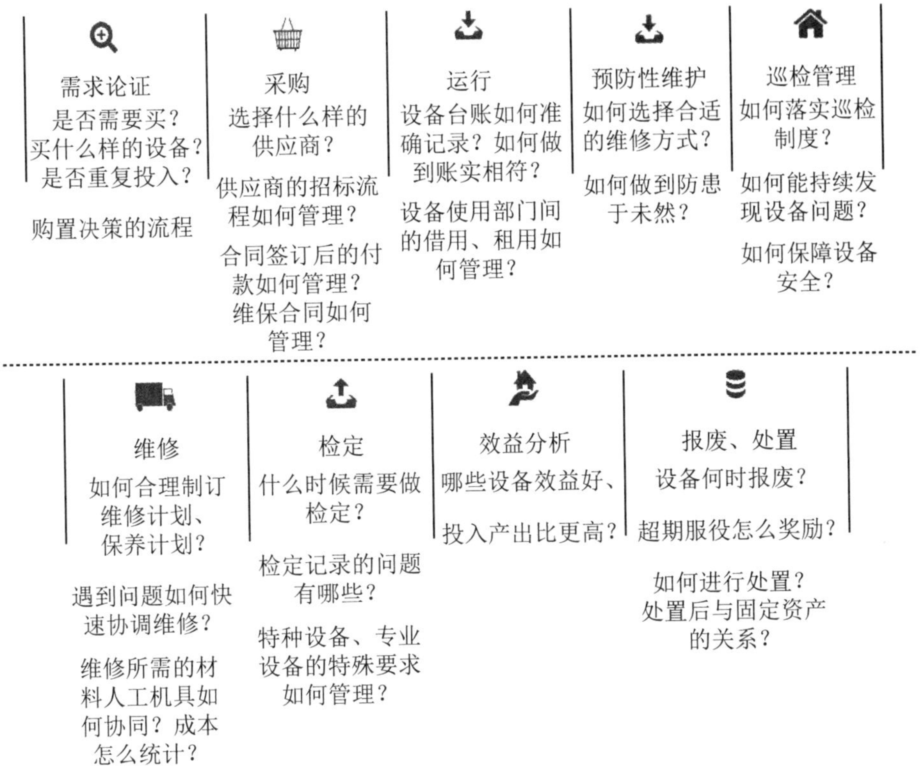

需求论证
是否需要买？
买什么样的设备？
是否重复投入？

购置决策的流程

采购
选择什么样的
供应商？

供应商的招标流
程如何管理？

合同签订后的付
款如何管理？
维保合同如何
管理？

运行
设备台账如何准
确记录？如何做
到账实相符？

设备使用部门间
的借用、租用如
何管理？

预防性维护
如何选择合适
的维修方式？

如何做到防患
于未然？

巡检管理
如何落实巡检
制度？

如何能持续发
现设备问题？

如何保障设备
安全？

维修
如何合理制订
维修计划、
保养计划？

遇到问题如何快
速协调维修？

维修所需的材
料人工机具如
何协同？成本
怎么统计？

检定
什么时候需要做
检定？

检定记录的问题
有哪些？

特种设备、专业
设备的特殊要求
如何管理？

效益分析
哪些设备效益好、

投入产出比更高？

报废、处置
设备何时报废？

超期服役怎么奖励？

如何进行处置？
处置后与固定资产
的关系？

图 10.8　医疗设备管理环节重点关注问题

需求论证功能应包含立项论证信息、厂商推荐、同类设备、资金来源、采购配置情况、立项论证成本、人员配置、人员招聘、配套设施、科室比例、专家列表等，提供一套科学的购置评价检查表，通过完成论证报告，即可判断设备购置合理性。

设备安装、验收功能支持手机端设备安装登记及安装信息填写，支持手机端对设备进行验收，提交培训资料、验收报告等功能。

台账管理与盘点功能须有台账导入和盘点功能。支持不同台账格式的导入、导入后清洗，并可导入全频段的资产信息，组成日后多场景的数据应用。通过二维码贴码后，建立多维度的设备台账信息。包括设备的概要信息等可对比的设备名称、型号、品牌信息；设备台账导入清洗后的资产账；以及帮助识别单台设备的全息图片信息。针对不同的联网环境，满足在线、离线状态下对每台医疗设备进行清点匹配和信息录入。

采集设备各个维度图片信息,建立资产全息图片档案,通过查看设备信息,联查日常维保记录,配套资料档案存储位置等。盘点录入信息实时更新到数据库,并和台账做匹配,清点后粘贴动态链接标志,实现设备资产和盘点台账的唯一对应。支持以单设备资产为入口的盘点方式,通过扫描设备上的资产标签完成设备盘点,并将记录动态同步到盘点记录供翻阅使用。

维修管理功能管理医院整个维修流程,从临床报修、工程师派工、维修处理、维修验收全流程管理,临床可以查看设备维修状态,工程师可以查看历史维修情况,院领导可以查看维修报表。为内修、外修、内保、外保、预防性维护工单提供标准化的工序管理和物资管理,规范工程师的任务执行过程,确保获得预期的作业效果,减少人为因素的影响,维修报修流程如图10.9所示。

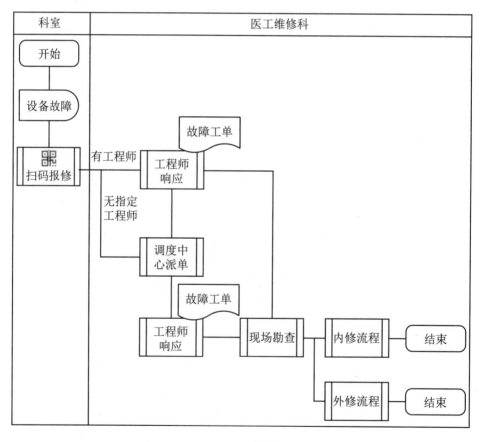

图 10.9　维修报修流程

　　具体功能应包括报修、接修、维修过程、维修工单及维修费用管理、保修合同管理、工程师绩效等管理功能。可以通过手机或者网页端完成报修,有重复报修提醒功能。报修工单包含的信息模块有设备基础信息、设备保修/维修商信息、设备状态、故障类型、紧急程度等。支持接收报修信息的通知,管理查看维修工单信息并按照工单状态进行分类管理。工程师或维修接修以后,状态以合理方式同步给报修人及相关方。支持维修单的逾期接修管理。工程师在多端便捷调阅故障设备历史维修信息以及查找同类设备历史维修信息,支持接修工程师的协作机制,支持计划完成时间的管理,支持维修单的验收业务、评价功能、维修逾期管理,以及对中间维修数据的导出。维修工单自动生成,可通过设备编号、工单编号、科室、保修状态等条件查询工单。为工单添加待开票、已开票等标签,便于标记不同工单。支持维修内容对故障类型以及故障原因进行结构化记录以及文字、图片记录。可以为维修添加报价、记录实际维修价格,可明显体现节省的维修费用。支持维修费用按照人工、配件、耗材分类进行明细记录,并对维修费用自动计算总额。保修合同在设备档案录入及扫描件上传,支持合同同步到设备档案。支持合同到期的资产状态的提醒。支持内部工程师和外部工程师工作量动态汇总统计。维修评价统计及分析,以及对工程师维修单的维修评价统计及分析,包含工程师到场响应速度、工程师技术水平和维修效率、维修结果整体满意度的评分体系分析。

　　针对预防性维护功能,设备的维护需要设置维护设备、维护周期、维护检测项、维保单位等,预防性维护还可以通过设置设备的工作绩效点来生成维护工单,达到一定的工作量即可自动生成维护工单,由对应的维保单位执行维护。

　　工程师巡检功能可根据设定的巡检设置,自动生成巡检任务,根据巡检内容的成套计划的创建以及维护,支持维护不同设备同一模板的批量巡检功能。在移动端记录执行结果,巡检时支持离线保存数据,有网络时上传记录结果。

　　计量功能支持批量设备计量记录的维护以及添加,可根据上次计量证书失效日期自动生成下次计量日期,无中断。计量记录到期自动提醒,可设置事前多次不同时间提醒。支持多院区集中设置、分开设置计量计划任务,临时任务、计划任务灵活设置。

设备调配租借管理功能可以实现在线查询设备的租借、使用情况,软件能够提升设备租借的完好率,能计算租借时间及费用等功能。通过加装数据采集器,对可调配设备进行实时状态监控。还可通过信息系统自动分摊收费,可有效激励使用科室提高使用效率。

效益分析功能可与医院现有的 HIS、LIS、PACS 系统对接,提取单机的收入信息和检测人次,获取耗材使用信息等,形成完善的效益分析数据报表。也可通过手工或批量录入单机的收入和各项支出数据,但需从特定页面填写,经审批后,方可使用。系统能按自定义查询单机月度、季度、年度展现设备的效益分析表,并支持图形对比。能按自定义条件查询和汇总科室月度、季度、年度分析表,并支持图形对比。

不良事件填报功能支持填写报告表时输入发生不良事件的医疗器械的编码即可自动完成基本信息的填写,减轻填报者的填写时间和降低填写错误的可能性,填写者只需填写患者信息等一些关键信息,在接收到报告表后只需审核内容,不良事件填报功能可与国家监测系统实现对接。

设备处置功能应记录设备处置申请和处置过程,审批控制,对接资产管理,完成财务闭环。

信息系统还可根据系统现有数据进行深度挖掘分析,为医院管理提供帮助。还应具备提醒功能包括维修提醒、合同到期提醒、质控提醒、计量提醒等。

五、建设展望

医疗设备的信息化功能的实现不仅能为医疗机构提供全流程的监管,而且能为政府部门落实相关文件精神做好监管工作提供保障,医疗设备的信息化为以后设备物互联打下基础,为实现医疗设备实时动态监管提供支撑。

第四节　医用耗材信息化建设

一、管理现状

近年来,信息技术发展迅速,医院信息化管理领域也取得了巨大进展,极大地促进了诊疗服务的高效开展和服务模式的转型。医疗机构信息化管理主要集中在就诊预约、病房管理、电子病历管理等临床一线活动中,国内医院医用耗材信息化管理水平仍然偏低,主要体现在信息管理覆盖范围有局限性、信息系统独立分散、信息使用和管理效率低下。随着医院管理的要求越来越高以及运营成本的日益剧增,也对医用耗材管理信息化提出了更高的要求。在此背景下,医院开发医用耗材SPD智慧物流信息化管理平台,助力医用耗材信息化建设。

二、建设目标

在安全保供的基础上,优化耗材管理流程,提升耗材管理效率,完成耗材全程追溯,降低耗材管理成本,提高信息化管理水平,实现信息资源共享,满足医院可持续发展的需要,使医院信息化建设模式和建设水平整体提升,实现医疗业务的快速发展和医院管理的智慧化进程。

(一)信息系统互联共享

医用耗材SPD智慧物流信息化管理平台通过医院信息化建设总体架构和建设模式双重创新,将院内各系统如HIS、LIS等进行互通互联,支持不同系统之间医用耗材数据的整合和交换,规避系统之间"点对点"式的信息交换机制,解决医院信息化建设中的信息孤岛、应用孤岛、数据安全等问题。

在充分保障医院信息系统稳定高效运行的前提下,强化信息系统互联共享,建立医用耗材信息化管理平台,打造以医院日常业务管理、临床医疗管理、医院资源管理、控制管理为一体的多维度立体式信息系统,形成医、治、护全面闭环管理,实现人、财、物、信息的管理一体化。

(二)耗材全流程监管

医用耗材SPD智慧物流信息化管理平台以现代信息技术为支撑,以环节专业化管理为手段,通过协调医疗机构外部供应与内部需求,对全院医疗耗材在院内的供应、处理和配送等进行集中管理,同时加强对医疗耗材管理部门的全程监管,通过对医用耗材的"遴选与准入、存储与发放、使用与结算、监测与评价"的全流程管理、全过程追溯,提高医用耗材管理的精度和效率。

三、系统架构

在SPD模式下,医用耗材信息系统的构建是一项复杂的工程。医用耗材信息管理系统架构主要包括6个层次,即用户层、平台服务层、基础构件层、资源层、支撑层和感知层,如图10.10所示。

(1)感知层:是整个平台获取信息的基础,包括所有的基础技术工具,主要通过它们获取医用耗材的信息,实现平台的各种功能。

(2)支撑层:指支撑信息系统开发和运行的软硬件条件。

(3)资源层:指为实现信息系统管理所需的各类数据资源,包括耗材数据库、供应商数据库等各类数据库。

(4)基础构件层:主要由模型应用、系统构件和大数据处理3个部分组成。

(5)平台服务层:可分为平台高级服务和平台业务服务两类,其中平台高级服务包括供应管理、耗材需求预测、模型定制等8项服务;平台业务服务包括供应采购平台、院内物流精益化管理系统等6项服务。

(6)用户层:主要是面向最终用户服务的,包括耗材供应商、耗材管理部门、科室、手术室和主管领导5个主要用户,属于最高层次。

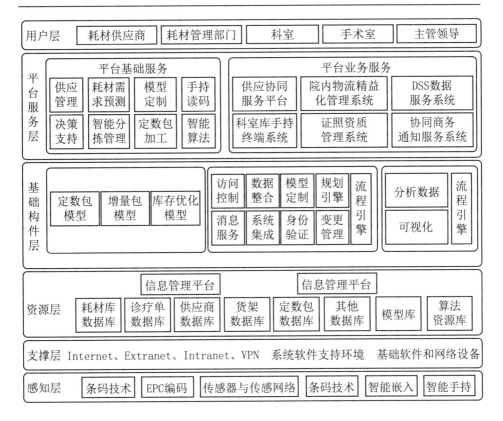

图 10.10　SPD 管理模式信息系统架构

四、业务模块

医用耗材信息系统包含基础资料、中心库管理、科室库管理、手术室管理、供应商管理 5 个基本功能模块,其中供应商管理模块又包含基础信息管理、采购计划管理、采购订单管理、结算管理、发票管理、供应商评价 6 个管理内容。

(一)基础资料模块

耗材档案管理是医用耗材信息化建设的基础,从录入信息、启用、停用以及变更调价等都需实行规范化管理,包含院区设置、物资档案管理、供应商档案管理等功能。

（二）中心库管理模块

中心库为SPD服务中心，是院内供应链环节的重要部分，中心库管理模块中有赋码、验收、入库上架、波次管理、拣货管理、定数包加工管理、配送管理等功能。

（三）二级库管理模块

二级库为医院内部各二级消耗点，包括临床病区、手术室、供应室、导管室、内镜中心等科室，二级库管理模块中有库位管理、科室上架管理、科室消耗管理、库存管理等功能。

（四）三级库管理模块

三级库管理是实现耗材精细化管理的重要手段，主要包括诊疗室、换药室、护理车、术间等区域。三级库管理模块包括入库管理、出库管理和盘点等功能。

（五）供应商管理模块

1. 基础信息管理

供应商基础信息通过SPD主数据系统内的供应商字典进行管理。供应商字典包含所有向医院直接或间接供应商品的客体信息，包含厂商、代理商、供应商等。

2. 采购计划管理

根据采购类型的不同，采购计划分为定数类采购计划和定制类采购计划两种。

定数类采购计划指当库存水平降至补货点时自动发起采购任务，根据发起科室分为中心库采购计划和科室库采购计划。定制类采购计划指针对择期手术在线选择按医用耗材品牌、规格、使用途径等设置的组套目录而发起采购计划。

3. 采购订单管理

供应商通过系统平台在线接收订单并进行配货，完成配货后在平台上根据配货信息如实填写统一的配送单据，如图10.11所示，单据信息包含医院、配送科室、配送品种、规格型号、配送数量等。

医用耗材配送单											
供应商：A公司		库房：SPD物流中心库			配送日期：2019-06-15 16:35:12				送货人：王明		
配送单条码：[条形码]				验收地点：9号楼2楼医学工程科仓库							
配送单号	19061698-0002	需求科室		医学工程处		小计金额	7890	验收或验收结论			
材料编码	商品名称	手写规格	单位	批号/序列号	灭菌日期	有效期	生产厂家	产品注册证	通知数	本单数	单价	剩余配送数量
15005214999	一次性使用连接导管	20根/包	根	20190312	2019-03-13	2021-03-11	A公司	苏械注准201426602 94	1000	600		400
15005232059	石膏衬垫	15cm*45cm	卷	20190105	非灭菌	2021-01-04	B公司	沪松械备20170034 号	400	400		0
15005216706	一次性使用导尿管	单腔无囊 10#	根	20190124	2019-01-25	2021-01-23	C公司	苏械注准201626604 27	150	150		0
15005214999	一次性使用连接导管	20根/包	根	20190505	2019-05-06	2021-05-04	A公司	苏械注准201426602 94	1000	400		600

第1页，共1页

图 10.11　医用耗材配送单

4. 结算管理

SPD供应链管理模式下的院内信息管理平台每天自动统计各科室的耗材消耗数据，医院定期汇总每个结算周期内耗材的消耗数据作为待结算数据，自动生成根据供应商、耗材品种分类的结算单，经过医院耗材管理部门审核后，以短信或微信方式通知供应商登录供应采购平台后确认结算数据。

5. 发票管理

发票单据管理包括供应商的票据管理和医院付款流程的追溯管理。医院和供应商线上进行发票的接收核对，以及查询相关流程的进度。

6. 供应商评价

供应商评价系统包含考评分类、考评规则、供应商考评扣分、供应商逾期报警、供应商品种供货能力对比、供应商综合能力对比等多个内容，实现对供应商的定量评价，为医院考核、选择和变更供应商提供科学依据。

五、建设展望

未来医用耗材SPD模式将顺应区域内医疗机构医用耗材管理的发展趋势和卫生政策要求，实行区域SPD模式，因此未来医用耗材信息化建设将集成区域内医疗机构的医用耗材数据系统，促使各院区数据互联互通、信息共享,实现智能化派单、配送清单自动匹配、线上线下一体化订单处理等功能,从而提升物流效率和优化资源配置。

物联网、人工智能和机器人等技术对于提升SPD模式的运作效率具有巨大的促进作用,是未来的重要发展方向。如利用物联网技术将智能眼镜、扫码指环等穿戴式识别设备应用于验收、分拣等物流环节中,建立智能存储屋用于加强高值耗材追溯等;利用人工智能技术将图像识别技术应用于身份自动识别和耗材验收,将语音识别技术应用于医用耗材取用、收费等场景;通过物流机器人和自动化设备代替传统人工进行验收、拣货、赋码等机械化的物流作业活动,从而提高仓库运营效率;运用大数据分析技术实现医用耗材需求的精准预测,为医院提供决策依据。

第五节　档案管理信息化建设

一、管理现状

目前医学装备的全生命周期管理的业务流程尚未完全实现信息化,很多业务的流转都依靠纸质文件的移交。这一方面带来了很多不必要的重复工作,比如文件的交接记录、扫描等,另一方面带来了纸张的大量浪费。并且纸质文件的移交不可避免地会带来很多疏漏,如文件的丢失、交接记录不准确、文件交接耽搁等,都会给业务的运行带来很大的问题。并且统计项目进展费时费力,需要统计很多表格记录,人工录入很多信息,大大降低了工作效率。因此基于业务流程的档案管理信息化建设就显得十分必要。

二、业务模块功能

(一) 档案采集

在无纸化办公的趋势下,纸质档案的数量将会越来越少。传统的纸质档案跟随业务流程流转,业务流程结束后到档案室集中提交档案的档案采集模式就显得不符合当前业务流程的要求。因为现在业务流程都在线上流转,再叠加纸质档案的线下流转势必降低业务处理的效率,增加业务处理的复杂度与工作量。

在当下这种线上办理业务的趋势下,最终的目标是无纸质档案。但在相当一段时间内个别环节的纸质档案还是无法替代的,例如项目论证,参数论证,招标产生的原始材料等。这些纸质档案可以通过扫描变为电子档案,然后在线上流转。纸质档案的采集通过以项目编号为索引,由各产生档案的节点负责人向档案室提交,档案室的档案系统根据项目编号对档案进行归集管理,同时可有收集或链接至各业务系统的电子档案,避免重复电子化档案。

(二) 档案借阅

电子档案系统具备借阅功能,具备线上线下借阅审批流,借阅到期提醒等功能。档案借阅的审批流程要符合档案管理制度的要求,对不同层级的档案要分权限审批借阅,借阅要留下记录,电子档案最好做到每次借阅产生独立水印。电子档案系统借阅流程图如图10.12所示。

(三) 档案库房与安全管理

档案库房管理模块需要包括档案入库、档案调拨、档案接收/退回、档案盘点等功能。能够实现电子档案与纸质档案共同保存,并建立电子档案与纸质档案间的关联关系,例如在电子档案中标注纸质档案所在的物理位置。能够对重要的档案进行多重电子备份。具备档案的销毁与销毁审批流。档案系统可以按权限严格管理档案,并对电子档案采取数据加密、软件加密等多种机制管理。能够实现专人管理,设置操作密码和使用权限等。

(四) 档案管理系统功能模块

档案管理包含系统登录,收集整编,数据转换,借阅管理,鉴定和销毁管理,统计报表,检索查询,系统设置,系统安全9大功能模块。具体功能介绍详见表10.1。

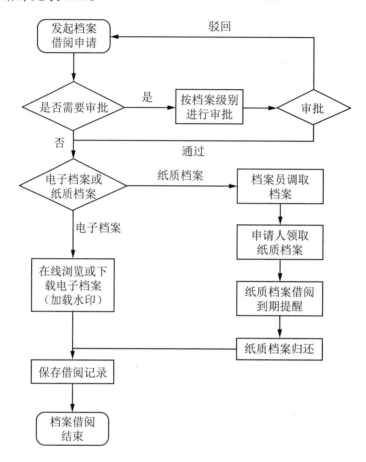

图 10.12 档案借阅功能流程图

表 10.1 档案管理系统功能模块

序号	功能名称	功能模块	功能详细介绍
1	系统登录	系统登录模块	采用纯 BS 网页版,无需在客户端安装程序,输入网址即可进入登录界面,输入登录用户名及密码即可登录系统,也可与其他业务系统做接口,实现用户同步及单点登录。登录密码可自定义修改

序号	功能名称	功能模块	功能详细介绍
2	收集整编	收集整编整理模块功能	收集整编完成电子档案的网上归档流程,各部门的档案通过其他业务系统接口或直接转入或录入未归档案库中汇总,档案管理员可以随时监控未归档案库中的待归档文件的录入和整理情况,通过系统进行整理、鉴定、编目、归档(归入正式电子档案库中)(相当于未归档前的档案整理工作在此模块完成)
		数据导入	外部数据 EXCLE、XML 等格式导入的数据在此模块下
		数据录入	1. 收集整编包含目录登记,目录项信息包含档案类型。 2. 收集时间、来源、负责人、密级、保管期限、数量、载体等信息。目录项可由档案管理员自行增加或删减。 3. 需要自动生成各种排列序号并支持序号自动校验,并可以进行序号的修改和重新排序操作。 4. 对已整理的卷内文件和待编目的案卷可进行添加、编辑、删除、加入当前卷、撤出当前卷、拆卷和编目等操作,对用户提交的文件、资料进行存储和预归档(分类组卷)
		档案整理	1. 档案管理员对未归档库中的文件信息进行审查,审查合格的文件和案卷通过编目操作进行归档,归档后的档案存入已归档库中。 2. 可以进行案卷的合并,拆分和移动,具备自动组卷、文件的批量修改(密级、保管期限等)。 3. 整理的功能,需要自动组卷、案卷调整、拆卷、接收、打回、检索、自动排序、文件调整等。 4. 支持对散文件进行拖拽组卷
		档案检索	可对未归档文件进行检索,检索方式包含模糊检索、组合检索、拼音检索、容错检索、全文检索、高级检索

序号	功能名称	功能模块	功能详细介绍
3	数据转换	数据转换	数据转换主要用于外部的电子数据向本系统的转换。数据转换需求如下： 1. 定义数据库字段间的对应关系系统自动读出老数据库中的字段结构,让用户自己选择老字段对应新库中的相应字段,建立字段间的对应关系。 2. 定义字段间特殊关系,某些特殊字段,如链接字段,转换过去须根据文件名称进行统一修改的字段。 3. 定义目标字段缺省值/初始值。 4. 数据转换:选择需转换的记录进行数据转换
4	借阅管理	借阅管理 归还管理	纸质档案借阅:进行纸介质档案、图书等的借阅登记并生成借阅记录明细。系统可以设定缺省的借阅时间和缺省的借阅份数。借阅记录明细字段包括借阅者姓名、员工编号、借阅的档案名称、借阅数量、借阅日期、借出办理人、应归还日期、状态等信息,并可打印出借阅单供领导和借阅人签字,并能够实现借阅量统计
		借阅统计	1. 系统对纸介质档案的借阅提供多种查询统计方式,并可随时打印统计结果。 2. 按借阅人查询:统计并打印借阅人(档案用户)在某一时间段内借阅档案的次数及档案详细信息。 3. 按时间查询:统计并打印某一时间段内被借阅的所有档案及其详细信息。 4. 按档案查询:统计并打印某一时间段内某个档案被借阅的情况(包括借阅次数、借阅人、借阅时间、归还日期、档案类型等)。 5. 借阅频率查询:统计并打印某一时间段内被借阅的所有档案各自的累计次数,评测档案利用价值的高低。 6. 按操作者查询:统计并打印某一时间段内借阅管理员的操作次数及其操作对象,统计档案管理人员的工作量

序号	功能名称	功能模块	功能详细介绍
		检索统计	用于统计和监控用户通过系统对电子档案的访问和利用情况。可以将文件编号、文件名、浏览/下载次数和时间列表统计。并可对网上用户对电子档案的浏览和下载情况分别进行统计,统计方式如下: 1. 按检索人统计:可以统计并打印某一用户在某一时间段内对档案文件浏览或下载的次数及详细信息。 2. 按时间统计:可以统计并打印某一时间段内所有档案用户对档案文件浏览或下载的情况。 3. 按文件统计:统计并打印某一时间段内指定档案文件被浏览、下载的次数及其详细信息。 4. 浏览/下载频率统计:统计并打印某一时间段内被浏览或下载的所有档案文件各自的累计次数,评测档案利用价值的高低。 5. 访问量统计:统计并打印某一时间段内档案系统访问量和每个大分类访问量的各自的累计次数,评测档案系统的访问频率
5	鉴定和销毁管理	鉴定处理	档案管理员根据收到的相关领导签字审批后的鉴定申请单,根据批示进行鉴定处理(更改密级、保管期限、销毁或还原),销毁的档案放入系统回收站
		回收站管理	销毁操作后的档案全部放在回收站内,回收站管理提供给用户对回收站内的档案进行全部清空、删除、还原、打印和检索等操作功能
		销毁日志库检索	销毁日志库记录所有的销毁记录。用户可对其进行检索和查询操作,并打印结果

序号	功能名称	功能模块	功能详细介绍
6	统计报表	基本功能	统计报表对电子档案库所有档案类型下的项目库、案卷库和文件库中的所有字段进行自定义的统计和报表输出。可进行馆藏统计(对收录到系统的档案数据分类别、分档案库等多种方式进行数据统计)、用户统计、发放统计、利用统计(进行各部门实体档案、电子档案利用统计分析)、自动生成月度、季度、年度统计年报。可以打印所有档案管理所需的信息,例如:卷内目录、案卷目录、备考表等。统计报表具备新建、修改、删除、复制统计项,并可进行报表设计和报表模板管理等
		新建统计项	1. 可建立电子档案库中所有字段的统计项目,即从库中选出相应字段统计和打印。 2. 选统计表:使得用户可以从库中选择要统计和打印的子库。例如:文件库
		定义关联关系	1. 定义多个库之间的关联关系,如:案卷库中的档号字段应对应文件库中的所属卷号。 2. 选统计字段:在所选库中确定要统计和打印的字段。 3. 排列顺序:可确定统计报表中记录的排序。 4. 修改统计项、删除统计项、复制统计项:只要对已有统计项做较小的改动,即可生成新的统计项

序号	功能名称	功能模块	功能详细介绍
		报表设计	根据统计项建立和设计各种形式的报表,结合word的排版功能和excel的统计功能,可以输出图文并茂的统计报表。 报表设计的需求: 1. 可选多种表格类型,系统提供多种常用的报表格式。 2. 可选择是否需要页首、页尾、标题、总结等。 3. 可以在任何位置插入图像。 4. 可以进行任何字段的统计求和,并可插入算式计算。 5. 可以定义报表中任意位置的字体。 通过报表设计功能可以实现任何复杂报表的打印和统计,档案的利用情况可以根据用户需求,形成标准的数据格式(.xls 等)导出利用
		报表模板管理	可通过系统的添加、删除和编辑操作将所设计的报表格式当作模板保存
		打印预览微调	报表在打印前预览时可对报表列宽和行距进行微调
7	检索查询	模糊查询	模糊查询是让用户不需要知道详细的信息就可以检索到相关的数据
		组合查询	组合查询是让用户能够多条件的精确检索到数据,系统具备"大于、等于、小于、不等于""和、或者、非"等组合条件
		分类查询	分类查询提供给用户按照数据的分类进行分门别类的查询方式
		跨库检索	跨库检索即为不知道我需要查询的数据存储在哪个库中时,选择跨库检索即可对所有库进行检索
		特殊检索	可以查询已经挂接了电子文件或没有挂接电子文件的信息进行检索,检索条件可以任意添加

序号	功能名称	功能模块	功能详细介绍
		全文检索	全文检索即为对文件内的文字进行检索,无需知道条目信息即可查到想查询的数据,支持双层 PDF 文件、WORD 等文本文件的全文检索,检索速度以毫秒为单位
		同义词检索	同义词检索是对意思同义的用词自动判断的检索,例如:任命、任聘、启用、聘请、聘用等用词都会出现在聘用申请、批复、通知的条目内,用户查询的时候并不知道用的是哪个词语,只要输入其中一个即可查询出意思同义的数据;同义词检索也具备字库自定义添加的功能,多用于企业名称的变更
8	系统设置	档案类型自定义	可根据本单位档案管理的要求,建立所需的档案类型,例如:产品管理、基本建设等,并可以随着工作的开展任意添加新的档案类型,例如:图书资料、声像、培训资料等。 提供用户自定义档案类型的主要功能需求如下: 添加:添加档案类型并定义其属性。包括:档案名称以及该档案类型是否包含项目、案卷和分类表等属性。 删除:删除已建立的档案类型。 复制:可以复制已有档案类型的属性、库结构及数据,形成新的档案类型。 恢复:恢复已删除的档案类型。 属性:可以更改任一档案类型的现有属性,即:是否包含项目、案卷和分类表
		档案树自定义	档案管理的层次可以自由定制

序号	功能名称	功能模块	功能详细介绍
		档案录入字段、界面自定义	根据用户选定的档案类型及其属性建立相应的项目库、案卷库和文件库。主要功能需求如下： 插入、添加和删除：用户可对系统默认的项目库、案卷库和文件库字段进行任意的编辑，以满足用户档案管理的需求。 建库：对已定义好的上述数据库结构进行确认和正式建立。 定义录入界面：可分别对已建立好的项目库、案卷库和文件库结构定义其录入和查询界面。系统提供给用户自定义功能：不仅可以自定义字段的排列位置和显示大小，而且可以定义字段的输入方式、下拉选择框、初始值、字段组合、字体等等一系列功能；用户的录入及检索界面可以自由定制；录入方式可以自由定制；档案的分类表可以自由定制；可根据档案分类规范建立相应的树形分类结构（分类表），任意添加子项、删除子项分类及其内容（含义）；档案的统计报表可以自由定制；用户对档案的操作和使用权限可以自由定制
9	系统安全	数据存储和备份	数据库自动备份，数据库的备份时间和备份方式可以由系统管理员来设定并调整，数据维护需包含数据备份和数据恢复两部分功能。不受存储和备份设备的限制。 用户可以在自己的客户机上进行档案数据的备份和恢复工作，而不用去操作服务器上的数据库系统。 可以将系统中的任意档案信息（包括档案类型、数据表结构、定义的信息著录界面、档案案卷和文件等条目信息、统计报表等）备份，可以全部备份也可以部分备份，可以由用户手动备份也可以由系统自动定期进行备份。以后，用户在需要的时候可以通过备份文件来恢复档案信息

序号	功能名称	功能模块	功能详细介绍
		日志管理	相当于在系统中增加了一套监控系统,任何用户一旦登录系统做的所有操作均会产生操作日志,详细到每一步、每一秒的操作,日志可备份、可导出。 日志记录:系统日志可以记录登录用户的所有操作,并留案备查,以追踪对文件的利用的合法性。提供全面的日志管理,包括系统日志、借阅日志和鉴定日志三部分。 系统日志提供完备的系统操作记录,如登录系统、录入数据、浏览电子文件、下载电子文件的记录等。系统日志还可以记录操作人员的详细信息。 借阅日志提供了有关借阅操作的完备记录。 鉴定日志提供了对档案数据进行鉴定销毁操作的完备记录。 这三个日志记录档案系统的全部操作,并提供日志打印、备份等功能

第六节　信息安全与系统集成

一、用户与权限管理

信息系统需要支持用户维护和角色维护,包括用户权限、角色权限、功能权限、数据权限、查询权限、审批权限、授权权限等。能够对登录的用户进行身份标识和鉴别,身份标识具有唯一性,身份鉴别信息具有复杂度要求并要求定期更换。具有登录失败处理功能,应配置并启用结束会话、限制非法登录次数和当登录连接超时自动退出等相关措施。要及时删除或停用多余的、过期的账户,尽量避免共享账户的存在。应授予账户所需的最小权限,实现账户的权限分离。

二、数据安全管理

信息系统的数据安全包括数据完整性,数据保密性,数据备份与恢复等。数据完整性需要采用校验技术或密码技术保证重要数据在传输过程与存储过程的完整性,包括鉴别数据、重要业务数据、重要审计数据、重要配置数据、重要个人信息等。数据保密性需要采用密码技术保证重要数据在传输过程与存储过程中的保密性,包括但不限于鉴别数据、重要业务数据和重要个人信息等。信息系统需要提供重要数据的本地数据备份与恢复功能。具备条件的可以提供异地实时备份功能,利用通信网络将重要数据实时备份至备份场地。

三、日志管理

信息系统需要具备日志管理功能,包括提供关键单据、用户、用户权限、字典、数据库等的修改和删除记录等。能够提供访问、显示、备份、清理、安全存储、安全授权查阅和管理等功能。

四、系统配置管理

信息系统需要能够对应用模块、子模块及菜单进行管理及配置。能够对工作流进行配置,对审批的定义、发起、撤回、审核、审批意见、退回、终止、通过等全过程进行管理。能够对配置工作的相关流程的对接关系进行管理,包括数据提交、数据接收、单据转换、审核、维护权限控制等管理。

五、内外部系统集成

系统集成主要完成医院内外部异构系统间集成服务,完成智能设备、物联网设备接入等服务,实现医院内部系统互联互通,促进业务活动、资源配置管理活动、经济活动融合。兼顾医院信息化建设现状,对已建设集成平台和未建设集成平台的医院信息系统提出相关功能要求。能够与医院集成平台对接,按照医院集成平台的整体框架,接入各种业务信息系统,实现业务应用接入、数据汇集与交换、服务调用、服务提供等。对于没有集成平台的医院,实现与医院信息系统、电子病历系统、实验室信息系统、医学影像信息系统、手术麻醉系统、移动护理系统、办公自动化系统等主要业务系统的对接。支持与外部系统对接,例如政府的集中采购平台,不良事件上报平台等。

六、智能设备与物联网设备接入

智能设备与物联网设备的应用越来越广泛,信息系统要具备与互联网、物联网、移动互联网、人工智能、泛智能等设备对接的能力,例如与智能屋、智能柜、智能下送机器人、设备状态监视传感器的对接。要能够对接不同品牌、不同厂商的各类智能设备,物联网设备等。

参 考 文 献

[1] 曹荣桂,等.医院管理学:医学装备管理分册[M].北京:人民卫生出版社,2003.

[2] 张锦,等.医疗器械管理手册[M].北京:人民卫生出版社,2020.

[3] 谢松城,严静.医疗器械管理与技术规范[M].杭州:浙江大学出版社,2016.

[4] 胡盛寿,等.医用材料概论[M].北京:人民卫生出版社,2017.

[5] 刘同柱,等.医用耗材SPD管理模式研究[M].合肥:中国科学技术大学出版社,2020.